《本草纲目》里的博物学

乔木与灌木

余军 ◎ 编著

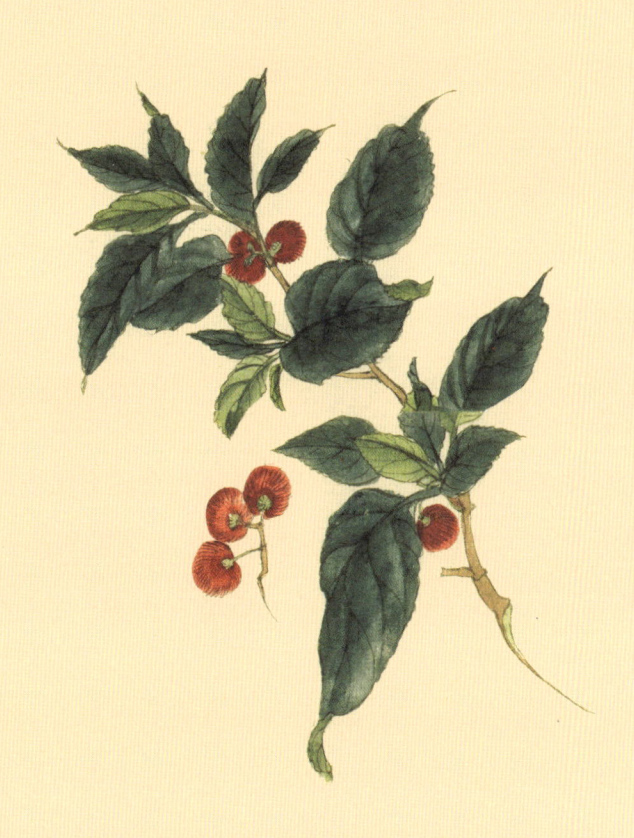

贵州科技出版社
·贵阳·

序

在浩渺的文化长河中，中医药学以其独特的哲学智慧、系统的理论体系和卓越的医疗效果，犹如一颗璀璨的明珠，闪烁着源自东方的特有光芒。它不仅承载着古代先知对自然界的深刻洞察，而且凝聚了中华民族的精神智慧。然而，如何将这数千年的智慧结晶以更贴近现代社会（特别是贴近年轻一代）的方式呈现出来，成为普及中医药学的重要挑战。面对这一挑战，我有幸读到这本创新而富有见地的《〈本草纲目〉里的博物学》。

还未看到《〈本草纲目〉里的博物学》时，就听说这套书是普及中医药学和博物学知识的图书，我便产生了强烈的阅读兴趣，很想看看怎么把内容庞杂的《本草纲目》做成适合大众阅读的图书。

接到样稿简单翻阅后，我的疑问便消失了，这并不是一套完全抄录《本草纲目》原文的图书，而是在《本草纲目》中医药学知识的基础上，重新编纂的一套兼具中医药学和博物学知识的读物。不得不说，这种将古代优秀的传统文化用现代创意进行编辑的想法是很好的，既能传承中华民族几千年来的优秀传统文化，又能让这些难懂的传统文化焕发出全新的生命力。

这套书里面的中医药学知识是经过拣选后重新编辑的，内容简单、直白，筛去了一些模棱两可的内容，保留的都是现代生活中能接触到、能理解的内容。除中医药学知识之外，这套书还加入了许多博物学知识，很好地扩展了《本草纲目》原本的内容，让读者从更全面的角度去了解那些植物与动物。

相比知识类的文字介绍，五颜六色的插图可能更吸引人。作为一种辅助阅读的内容，精美的插图能更直观地展示出各条目的具体形象，让读者清晰地了解《本草纲目》中提到的各类药材究竟长什么样。这对于那些较少接触大自然的读者来说是大有裨益的。读者在外出踏青、游玩时，对照着书中的内容，寻找一下山林之中的"本草"，也是别有一番趣味的。

整体读下来，能看出创作者在这套书中的良苦用心。把《本草纲目》这种内容丰富、条目庞杂的古代典籍做成现代读物，本就不是一件容易的事，许多细小的知识点都需要翻阅很多资料去核对、辨析。作为一套知识普及读物，知识点的准确性更是要加倍注意，创作者付出的辛苦可想而知。

《〈本草纲目〉里的博物学》以其独特且深入浅出的方式，使我们有机会重新审视和欣赏中医药学的博大精深。这套书不仅超越了传统科普读物的范畴，还将历史与未来、传统与创新相融合。我相信，这套书的出版将为中医药学的传承与创新注入源源不断的活力，激发更多的年轻人深入探索这门学问，从而推动中医药学的繁荣与发展。

很高兴能阅读这套书。欣喜之余，也期待能有更多的读者通过这套书了解《本草纲目》，了解中医药学，了解中国几千年的优秀传统文化。希望有更多的读者能够加入传承中华优秀传统文化的队伍，国家的非物质文化遗产需要更多年轻人来传承。

北京市中医管理局原副局长
北京同仁堂中医医院原院长

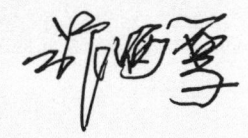

前言

现在算起来,我已经在中医临床研究的道路上探索了30多年。一路走来,如果说哪本中医典籍让我最感兴趣,那非《本草纲目》莫属了。

对出生于中医世家的我来说,读中医典籍就像读漫画书一样有趣。在走上工作岗位后,20多年来我一直从事临床中医骨伤保健工作。虽然工作上的事情比较多,但一有时间我仍会拿起几本中医典籍翻阅,《本草纲目》算是其中最为特别的一本。

《本草纲目》就像是一本中医药学、博物学的知识百科大全集,内容之丰富,简直无法形容。学过专业中医药学知识的人阅读这本书是比较轻松的,但对于大多数没接触过中医药学知识的人来说,这部"百科全书"就有点儿难懂了,说它是有字的"天书"也不为过。

我第一次接触《本草纲目》时就觉得它的内容太过庞杂,即使后来走上工作岗位后再翻阅这本书,也还是会有同样的感受。于是我就在想,是不是可以用其他的形式把《本草纲目》的丰富内容重新呈现出来,让对中医药学感兴趣的读者也能读懂这部"百科全书"呢?

一番思考后,我以"删繁就简,古为今用"为原则,着手对《本草纲目》的内容进行筛选,并以类目分册的形式,将同类内容归入一册,最终完成了这套条理清晰、易读易懂的《〈本草纲目〉里的博物学》。

本套书共有6册,分别为《〈本草纲目〉里的博物学:芊草与奇珍》《〈本草纲目〉里的博物学:繁花与果实》《〈本草纲目〉里的博物学:蔬菜与稻谷》《〈本草纲目〉里的博物学:乔木与灌木》《〈本草纲目〉里的博物学:鱼贝与珍灵》《〈本草纲目〉里的博物学:猛兽与家禽》,基本囊括了《本草

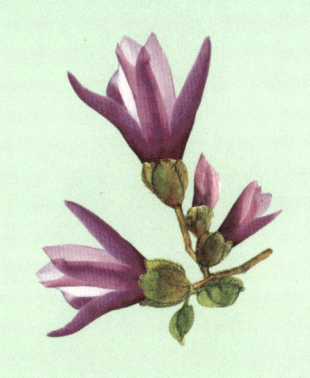

纲目》原书中的大多数内容。

为了更贴近普通大众的阅读习惯，我还在正文之外增加了一些辅助阅读的内容，如条目知识科普等。这些内容的添加，使得本书的知识范围进一步拓展，不再局限于仅介绍本草的药用价值，而是全面介绍本草的特征、形态、习性等，让读者能够更为全面地学习其中的博物学知识。在此一提，书中各条目内容均为科普讲解，现部分条目已被禁止使用。同时，书中故事皆为神话传说，读者若有类似病症请勿自行效仿用药，务必及时就医。

本套书还为每一个条目绘制了精美的插画，更为直观地展示了各条目的具体形象，读者可以从中找到"鹳与鹤的区别"，发现"柑与橘的差异"，了解各类植物与动物的具体特征。

《本草纲目》内容广博，囊括了许多与人们生活息息相关的中医药学常识，这也是其流传千年而热度不减的重要原因。到了现代，《本草纲目》已经走出那些中医药学家的书柜，走进了千家万户。

作为中医典籍中的璀璨瑰宝，《本草纲目》深刻影响了中医药学的发展，如今，随着博物学在国内的兴起，它的博物学价值也进一步凸显。希望这套《〈本草纲目〉里的博物学》能够为读者打开博物学的大门，帮助读者更好地了解神秘的自然，了解先辈留下来的优秀传统文化。

余 军

2024 年 11 月 22 日

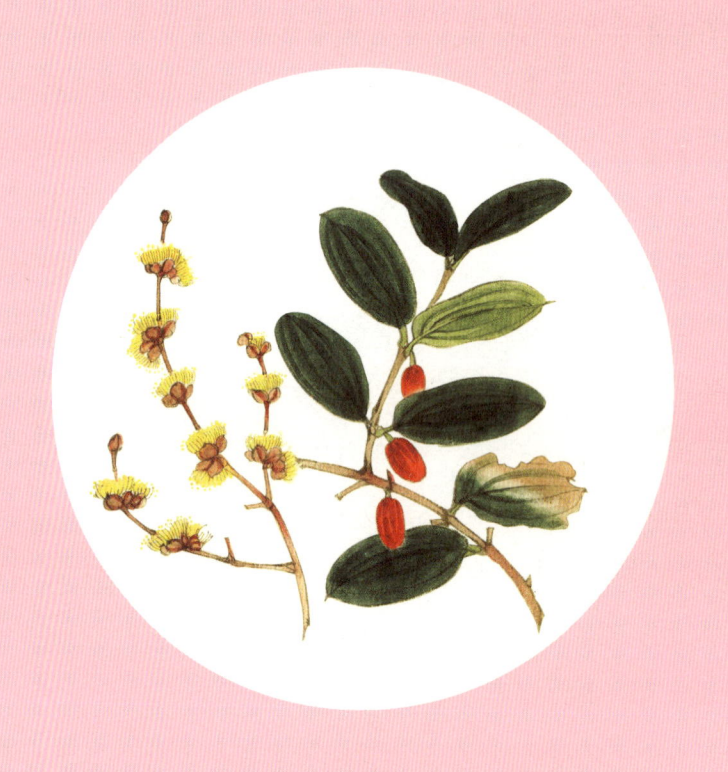

目 录

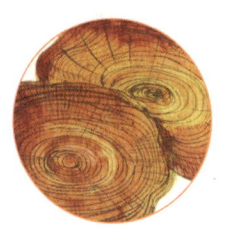

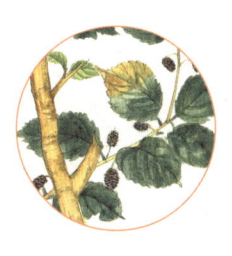

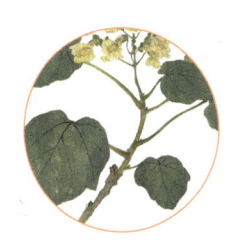

第一章 乔木类：那些高大挺拔的树木 —— 001

第二章 灌木类：那些低矮丛生的树木 —— 035

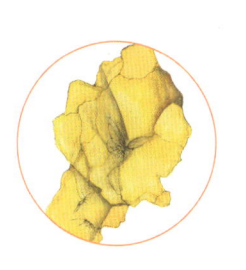

第三章 香木类：带有奇异香味的植物 —— 065

第四章 寓木类：生长在树上的神奇物种 —— 087

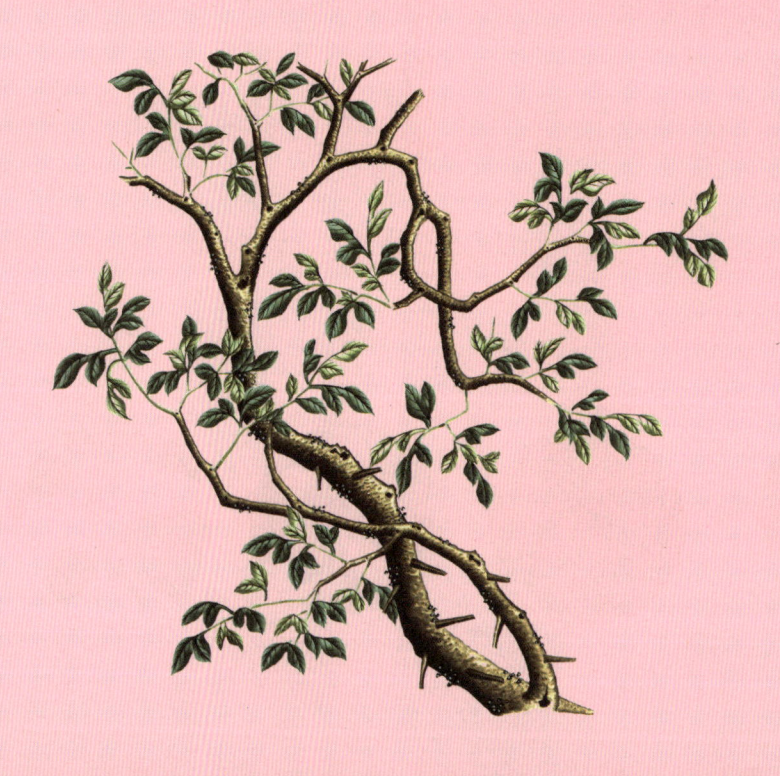

第一章

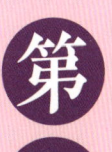

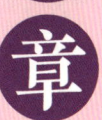

乔木类：那些高大挺拔的树木

杉（shān）木
用途广泛的建材树木

别名 杉
分类 杉科，杉木属
习性 喜光，喜温暖湿润气候
功效 清热解毒，活血祛痛

相传，很久以前有一个叫作丁文宇的神仙，他掌管着凡间读书人的仕途升迁。有一天他犯了错，玉帝将他贬下凡了。

丁文宇下凡后，隐居在雷公坡。一天，他上山采药时突然下起大雨，他全身都被雨淋湿了。雨停后，他为了取暖，便想点燃茅草。但是刚淋过雨的茅草特别湿，不容易点燃，他只能趴在地上用嘴巴吹气助燃。浓烟特别大，吹到了天上。玉帝往凡间一看，见丁文宇趴在地上，以为他诚心悔过，便决定恢复他的神仙身份。玉帝随手扔下一本天书，让丁文宇自己选一个神仙做。

丁文宇见附近的山岭光秃秃的，一棵树也没有，决定在凡间当一个树神，好让过路的行人可以在树下乘凉休息。玉帝想都没想，便答应了丁文宇的请求。

丁文宇特别喜欢杉木，因为它又高又直，还可以治疗漆疮（chuāng）、金疮、烫伤等病症。因此，他

杉木是杉科杉木属的一种常绿乔木，别名杉。杉木分枝轮状，小枝粗壮，针叶密布于小枝上；树叶散生，呈条形或披针形；球花单性，雌雄同株，花粉无气囊。

杉木喜光，喜温暖湿润气候，在亚热带气候中能够良好生长。长江流域以南的山区，比如天目山、庐山等拥有很多数百年的巨大杉木。

当了树神之后，在雷公坡种了很多杉树。他把杉木塑造成"长满针，野兽怕挨身，树蔸永不腐，砍一根发十根"的树木。

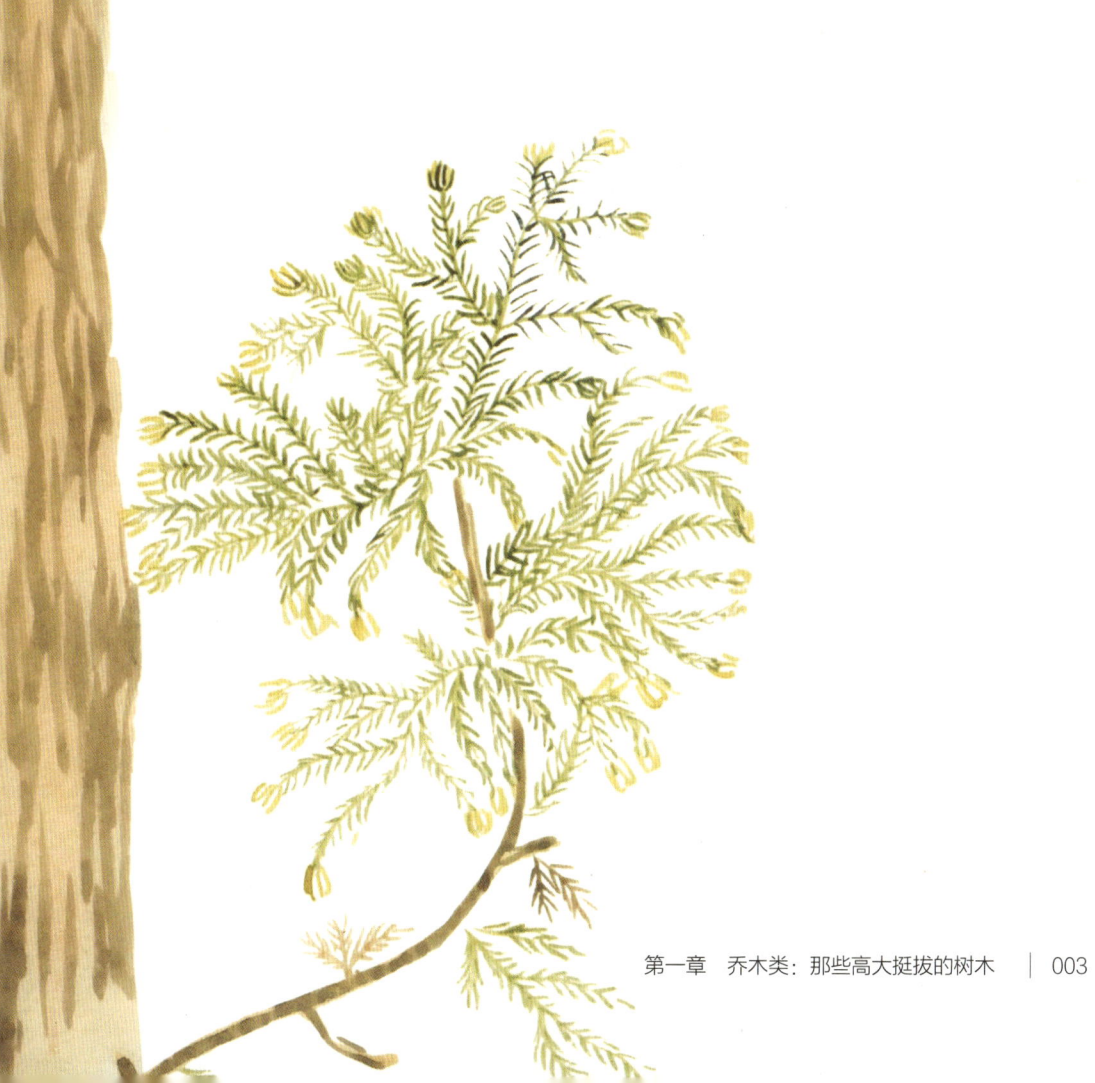

黄檗（bò）
能制造软木塞的高大树木

别名 黄菠萝、黄柏

分类 芸香科，黄檗属

习性 喜光照，适应性较强

功效 树皮入药，清热解毒

黄檗的树皮可以入药，具有清热泻火、解毒的功效。黄檗皮的味道特别苦，所以古人经常用黄檗来比喻心中的悲苦。

相传，著名诗人白居易年少时曾经爱慕一位叫作湘灵的邻家女孩。湘灵不仅懂诗书，还精通音律，白居易非常喜欢她，并承诺考取功名后迎娶湘灵。

后来，白居易考中进士。他欢欢喜喜回到家乡，正式向母亲提出要迎娶湘灵。不料，白居易的母亲坚决反对他们的婚事。白居易百般劝说母亲无果，便将自己关在书房，也不吃饭。

白居易母亲没有办法，只好将湘灵请到家中，让她劝说白居易。湘灵来到家中，隔着房门劝解白居易吃点东西。白居易却对湘灵说道："如果想让我吃东西，那就取黄檗树皮和青梅来吧。"湘灵不解，问其缘故。白居易轻声吟道："食檗不易食梅难，檗能苦兮梅能酸。未如生别之为难，苦在心兮酸在肝……"黄檗树皮味道非常苦，青梅的味道非常酸楚，白居易

黄檗是芸香科黄檗属的一种落叶乔木，别名黄菠萝、黄柏。黄檗树皮为灰褐色或浅灰色，内皮为鲜黄色，小枝为暗紫红色，裸芽为黄褐色；雌雄异株，花朵较小，花色为黄绿色；浆果形状和核果相近，有特殊香气和苦味。

黄檗主要生长在寒温带针叶林区和温带针阔叶混交林区，常见于山地杂木林中或者山区河谷沿岸，在我国河南、安徽北部、宁夏等地均有分布。

用这两种东西，比喻自己求湘灵而不得的悲苦。那时的白居易才二十多岁，却长出了很多白发，可见相思之苦比黄檗树皮还要苦。

后来，白居易的这首《生离别》被人们传诵。民间也一直流传着白居易和湘灵的悲恋故事，人们说白居易的一头白发都是因为相思和绝望。

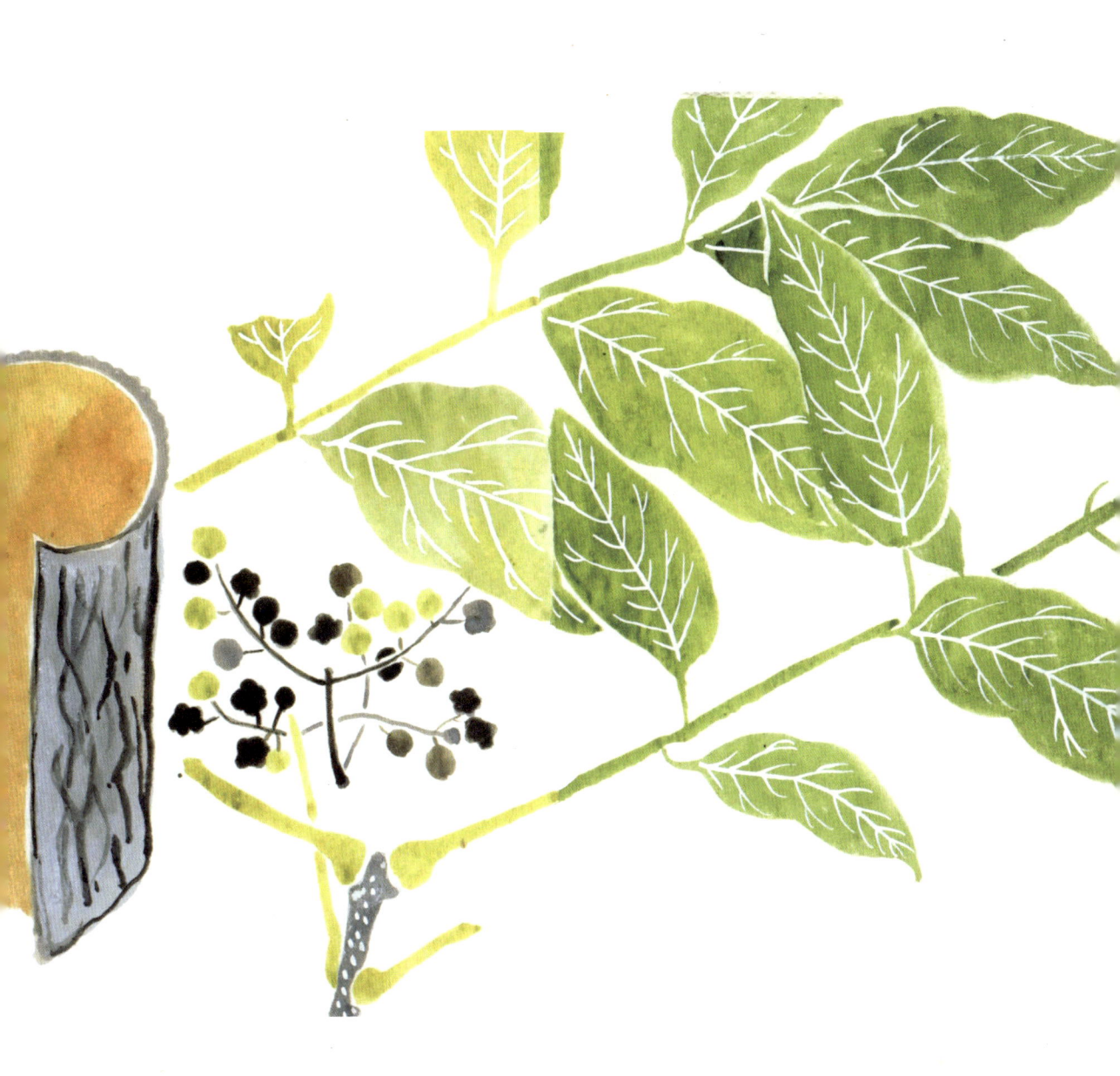

漆

能制涂料的经济树木

别名	漆树，干漆
分类	漆树科，漆属
习性	耐寒性强
功效	嫩叶做蔬菜，种子可榨油

很久以前，拉祜（hù）山住着一个专门吃人的妖怪。山中的寨子里面住着母女三人，孩子还小，她们的母亲每天都要出去给两个女儿找东西吃。

这天，母亲又出去找吃的。路上，妖怪见到母亲后，把母亲吃了，然后妖怪把母亲的手镯（zhuó）戴在手上，顺着山路找到了母女三人的家。妖怪进去后，把妹妹吃掉了，姐姐趁乱逃了出来。妖怪吃完妹妹后，便出来找姐姐。

姐姐看见妖怪追了出来，急中生智，爬上了路边的一棵大树。妖怪不会爬树，只能在树下面干瞪眼。妖怪眼看抓不住姐姐了，便对姐姐说："你快下来吧，我摘了很多果子放在你家里了。"

姐姐说："树上有很多果子，比家里的要鲜美很多。你不如从家里把犁头拿过来，然后把犁头递给我，我就可以拉你上来了。"

妖怪一听，觉得这样正好可以捉住姐姐，于是便拿了一把犁头递给姐姐。姐姐拿到犁头后，把犁头对

漆是漆树科漆属的落叶乔木，别名漆树、干漆，是中国最古老的经济树种之一。漆树皮粗糙，灰白色，呈不规则纵裂；小枝粗壮，覆棕黄色柔毛；奇数羽状复叶互生，叶轴圆柱形；花为黄绿色；核果为椭圆形或肾形。

漆属于高山树种，耐寒性强，生长于海拔800～2800米的向阳山坡林中，大多分布在山腰、山脚等位置。

准妖怪的嘴猛丢下去，犁头戳进了妖怪的嘴里，妖怪倒地死了。

不一会儿，妖怪倒下的地方长出了一大片漆树。从那以后，拉祜山就有了漆树，只要人碰到漆树，身上就会起疙（gē）瘩（da），有的人还会浑身发痒。所以，拉祜山的人们进山都会躲着漆树。

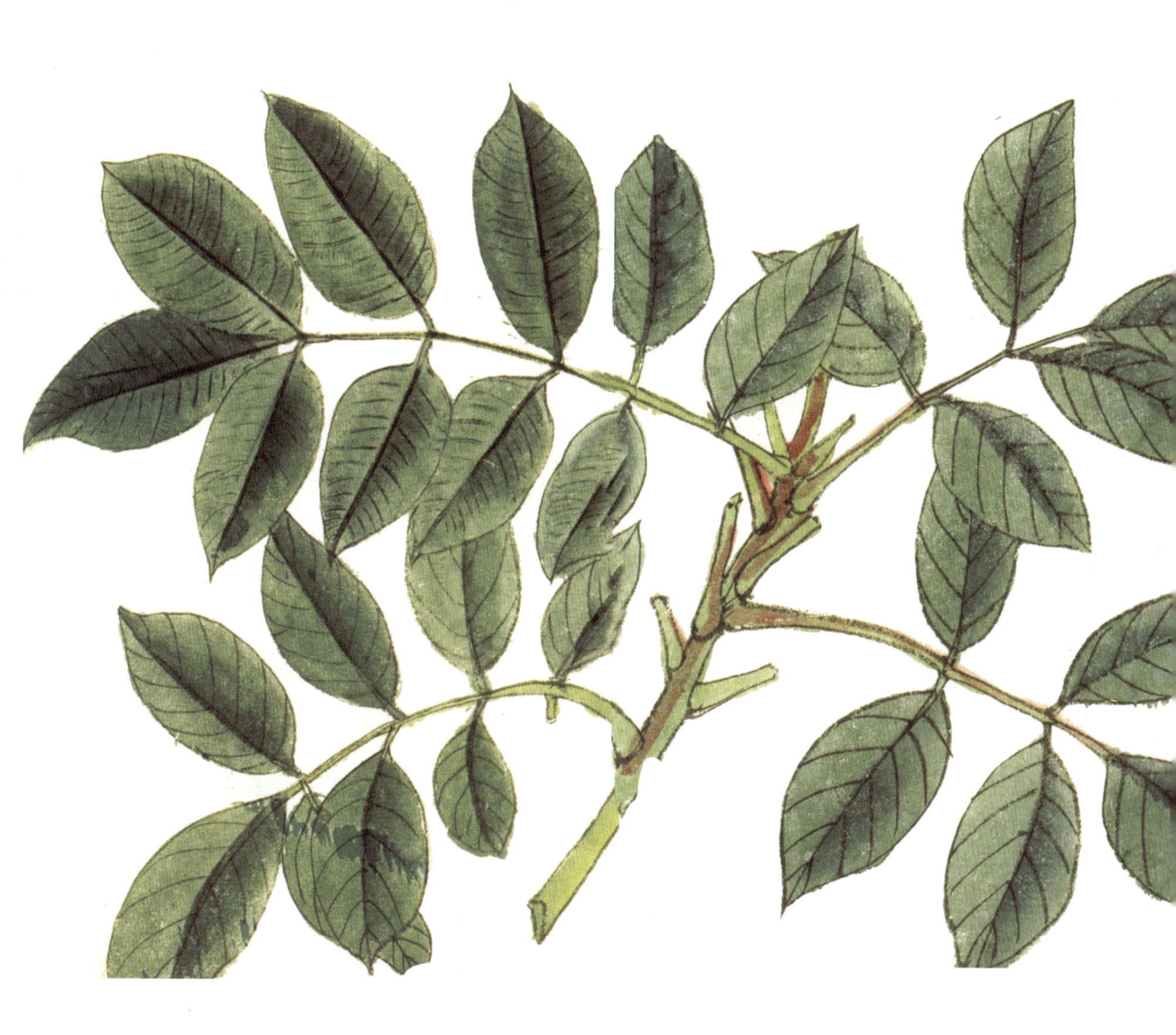

梓（zǐ）

能防烟尘的环保树木

别名 梓树、水桐

分类 紫葳（wēi）科，梓属

习性 喜光照，较耐严寒

功效 果实入药，利尿，治肾脏病

相传有一年夏天，天宫上有一位梓树神下凡游历，途经石南村时，她变成人形在一个农民家中歇脚。

农民见此人相貌不凡，不似俗人，便拿出好酒好菜招待她。梓树神感念农民的淳朴，决定帮助农民。于是她对农民说："感谢你的招待，我也不知道如何报答你，不如你说一个心愿，我可以帮你实现。"

农民忙说："举手之劳本来不值得报答，但是恰巧我家小儿最近中了热毒，身上起了热疮，找了很多大夫都没有医治好。如果您有什么良方，可否赏赐于我？"

梓树神听完，说道："天宫上有一种树叫作梓树，它的树叶可以解毒，治疗热疮。正好我随身带了一些，你可以把这些树叶捣烂，敷在孩子的伤口上，一两日便见好。"

梓树神说完，从自己身上取下一些树叶给了农民，并给了农民两颗梓树的种子，然后就走了。农民

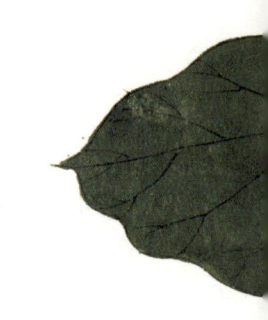

梓为紫葳科梓属的一种乔木，别名梓树、水桐。梓树冠呈伞形，主干通直；叶对生或近于对生，呈阔卵形，长宽近相等；花萼（è）蕾时圆球形，花冠钟状，淡黄色；蒴（shuò）果线形，种子长椭圆形。

梓树喜光，喜温暖湿润气候，耐寒性较强，常生长于公路两旁或者村庄附近，在我国长江流域广泛分布。

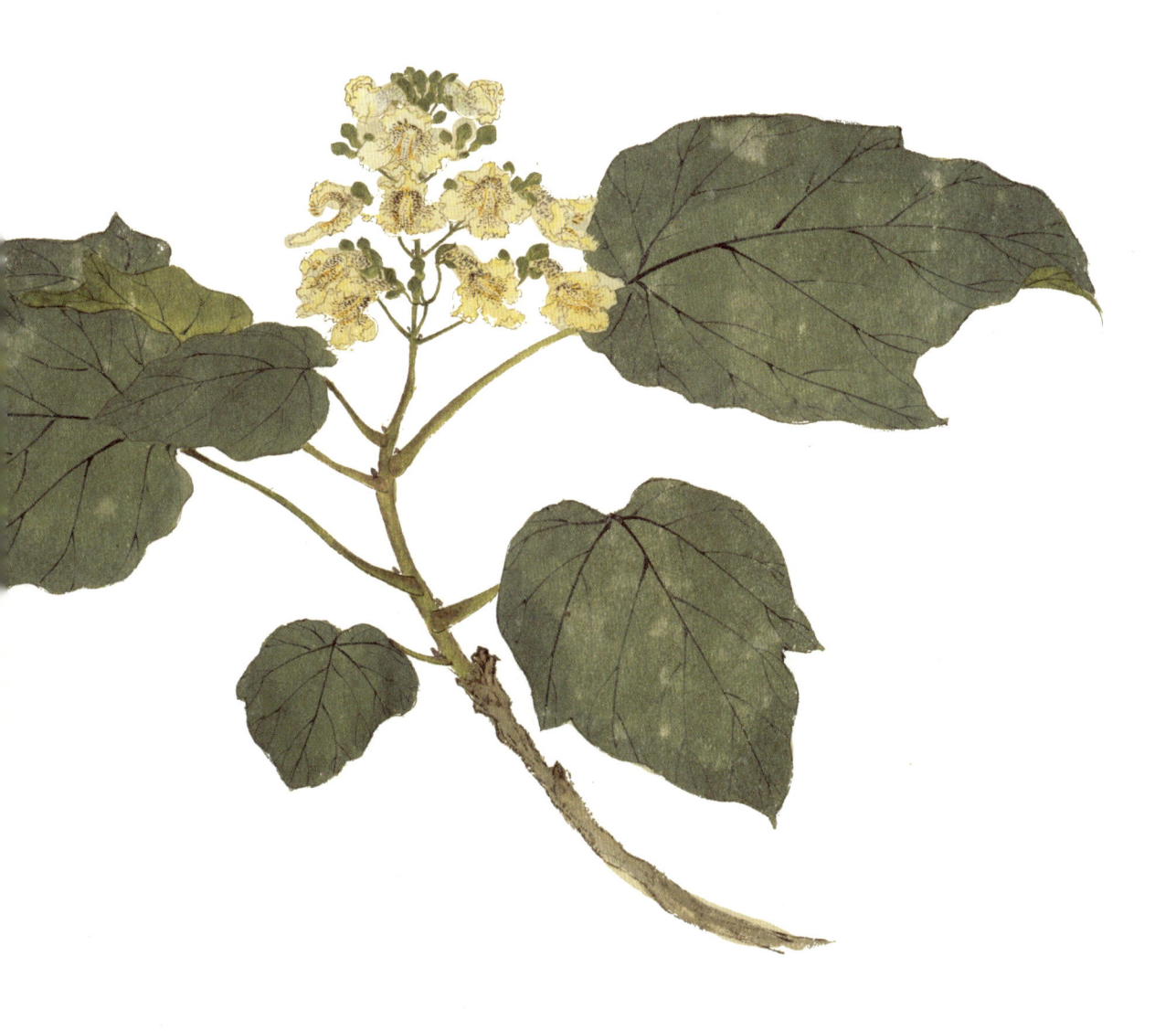

按照梓树神的方法，将梓树叶敷在孩子的身上。一天后，孩子的热疮果然好了，农民欣喜，又将梓树种子播种在自家门前。

几年后，种子长成一棵大树。附近的人纷纷找农民来要树种，在自家门前种植梓树，并用梓树的叶子和树皮入药，医治热毒、热疮等病症。

白蜡树

可防风固沙的优良树木

别名	白蜡杆、小叶白蜡
分类	木樨（xī）科 梣（cén）属
习性	喜光照，耐轻度盐碱
功效	防风固沙，护堤护路

白蜡树的树皮具有药用价值，可以治疗眼睛肿痛、血痢等症状。由于白蜡树古时多产于秦地，古人便称白蜡树的树皮为秦皮。

很久以前，荆州暴发了痢疾。当时医疗条件很差，这种病的治愈率很低，很多人都因为患上这种病而死亡了。

张机是荆州一位很出名的大夫，他看着荆州的民众不断死去，就连大夫也接连染上痢疾，决定潜心研究，找出治疗痢疾的良药。由于当时粮食和药材比较匮乏，普通百姓根本买不到治疗痢疾的良药，张机便把目光转向了周围的植物。

经过一番研究，张机发现白蜡树的树皮苦、涩、寒，能够清热燥湿，收涩（sè）止泻，是治疗痢疾的良药。于是，张机让村民剥下白蜡树的树皮，煎水服下。村民服用后，大部分人的痢疾都好了。

白蜡树是木樨科梣属的一种乔木，别名白蜡杆、小叶白蜡。白蜡树树皮为灰褐色，小枝粗糙，为黄褐色；树叶为卵形；花序光滑，无皮孔，雄花密集，雌花疏离。花期在4—5月，果期在7—9月。

白蜡树喜光，对土壤的适应性较强，耐轻度盐碱，喜湿润、肥沃的沙质土壤，在我国广泛分布。

张机又让那些没有染上痢疾的村民也服用一些白蜡树的树皮汤,用来预防痢疾。不久,荆州的痢疾就得到了控制。张机感叹白蜡树树皮的神奇功效,将它取名为"秦皮",并收录到药材典籍当中。

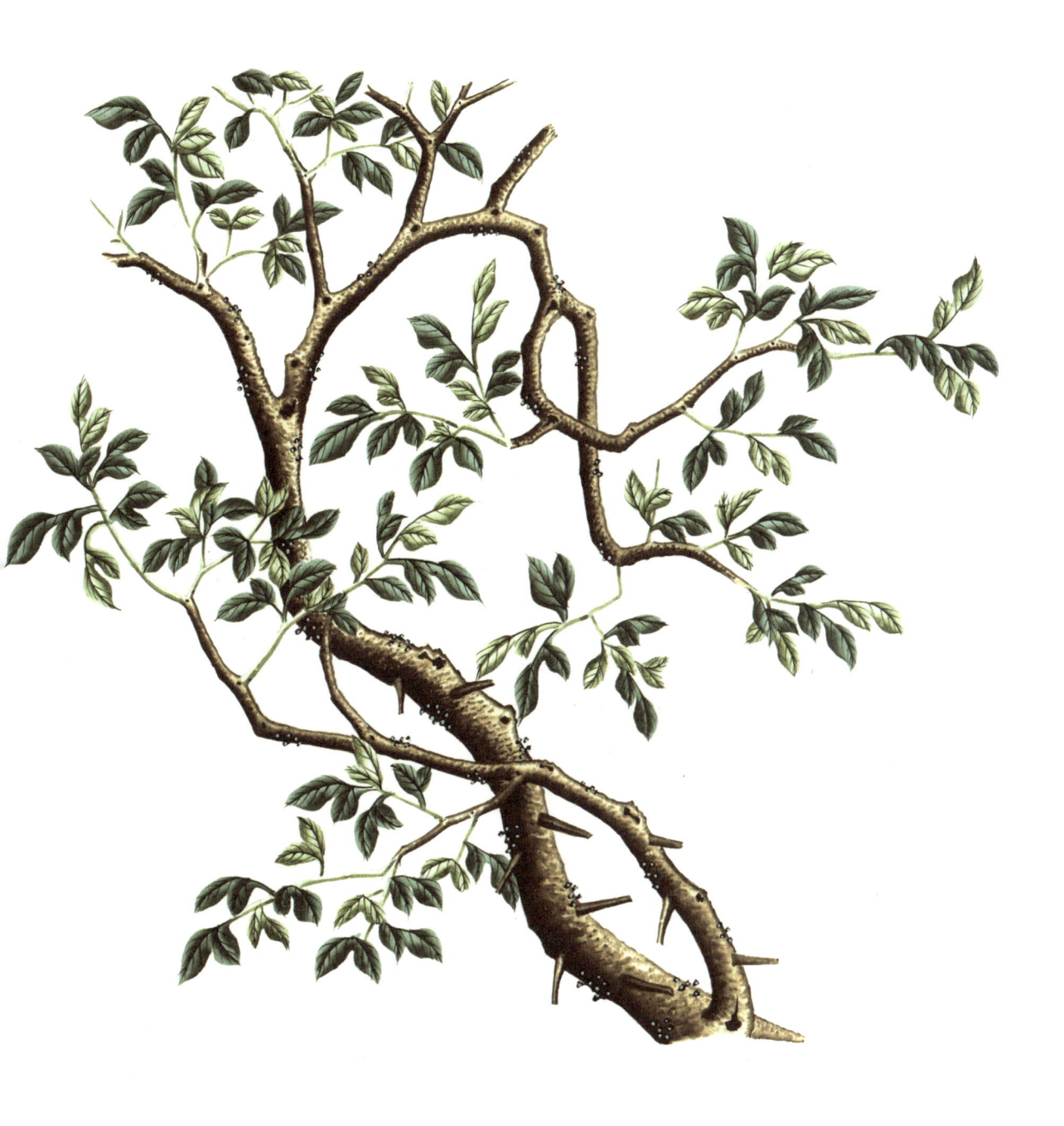

无患子
果皮可做洗发露的树木

别名　油罗树、洗手果
分类　无患子科，无患子属
习性　喜光照，能耐干旱
功效　果皮可制天然洗洁剂

在民间传说中，无患子是一种神奇的树木，它不仅可以驱魔杀鬼，还有很多其他用途。它的果皮可以用来洗发；果核可以制成念珠；根部可入药，用来治疗感冒、咳嗽、哮喘等疾病。

相传，漳（zhāng）州有一位老妇人一心向善，常年吃斋。当地人非常佩服这位老妇人的虔诚，认为她会受到神仙的庇佑。

这年春天，漳州连降大雨。几天后，山洪暴发，淹没了村庄，很多村民都被洪水冲走了。当大水冲到老妇人家门口时，老妇人依旧神色自若。

片刻后，天上突然掉下一粒无患子果，这粒无患子果落入老妇人家便生根发芽。大水遇到无患子之后，立即绕道而走。村民都认为是老妇人向善的诚心感动了上天，所以上天才把无患子赐给老妇人避难。

从此，漳州家家户户都开始在家门口种植无患子树，用无患子来消灾驱难，保佑家人平安无事。

无患子是无患子科无患子属的一种乔木，别名油罗树、洗手果。无患子树皮为灰褐色或者黑褐色，嫩枝为绿色；树叶近对生；花序顶生，圆锥形，春季开花，夏季和秋季结果；果橙黄色，干时变成黑色。

无患子喜光，稍耐阴，耐寒性很强，能耐干旱，不耐水湿和修剪，对土壤适应性较强，经常被人们栽种在寺庙、庭院或村边，是城市生态绿化的首选树种。

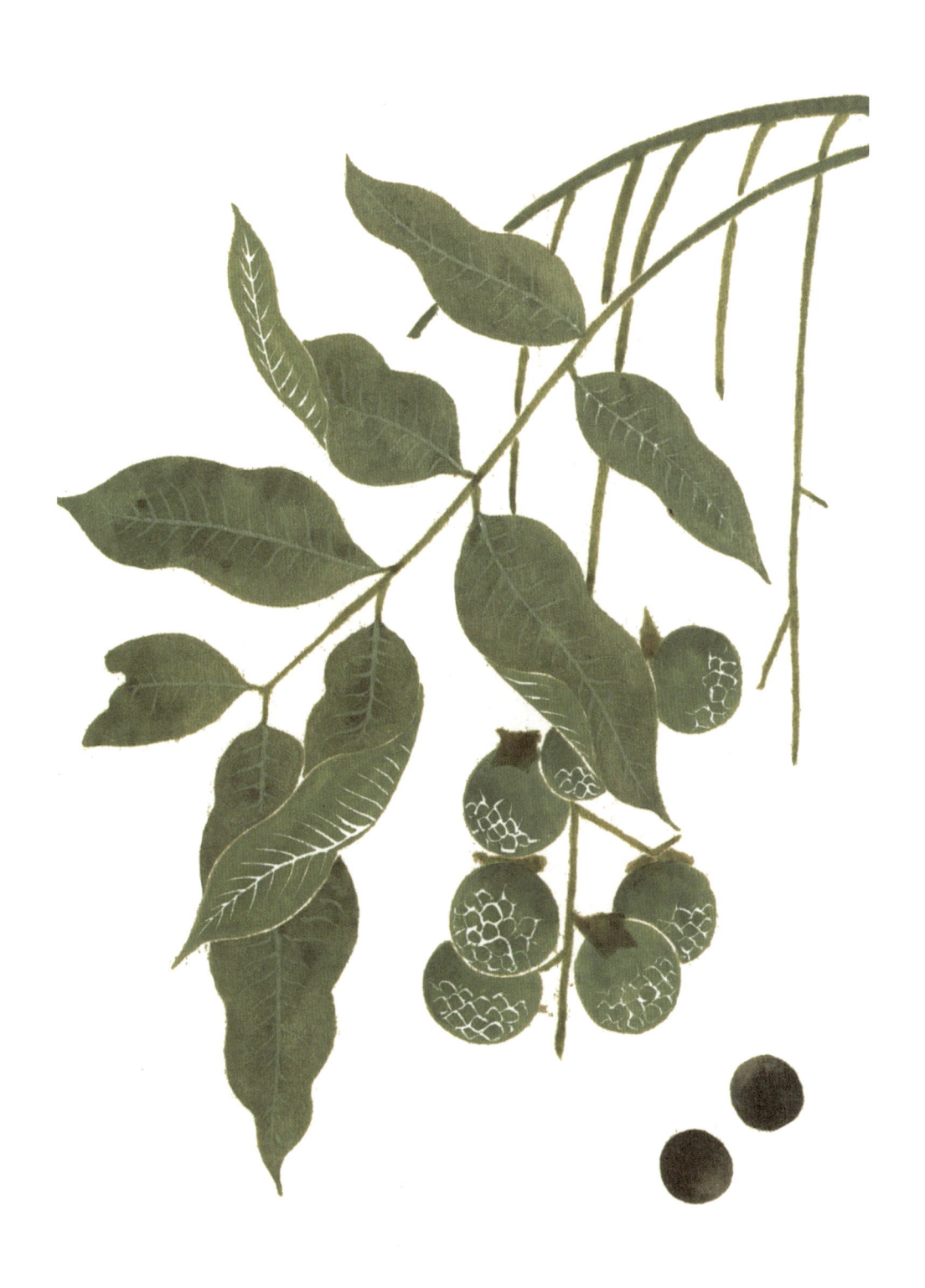

第一章　乔木类：那些高大挺拔的树木

诃（hē）子
制革工业的重要原料

别名 诃黎勒

分类 使君子科，诃子属

习性 喜温暖湿润气候

功效 果实入药，可治慢性痢疾

很久以前，云南的一个村庄住着一个叫作白凡的孩子。他的母亲早逝，他和父亲住在一间草屋里面，生活很清贫。他们的草屋外面有一棵很高的树，夏天这棵树会开出黄色的小花，花落后就会长出黑色的果实。

白凡很喜欢这棵树，他觉得每天有这棵树和父亲的陪伴很幸福。每天清晨起床，白凡所做的第一件事情就是给这棵树浇水。这棵树感念白凡的恩情，用树荫守护着这间草屋，避免草屋遭受风吹日晒。

有一天，白凡梦见这棵树变成了一位自称诃黎勒的人。诃黎勒对白凡说："我本是天上的神仙，因为犯错被罚下凡间成为一棵树，现在我要回天上了。我在凡间的这段时间得到你们照顾，为了感谢你们，我把这些东西送给你，记住这些可以给你的父亲吃。"

白凡惊醒，看见枕头旁边放着一包大树的果实和一包无色透明的晶体。他立刻走到屋外，果然那棵大树消失了。不久，村庄里暴发了疫病，村里的老人

> 诃子是使君子科诃子属的一种乔木，别名诃黎勒。诃子的树皮为灰黑色至灰色，树干粗裂，树枝无毛，幼枝黄褐色，被绒毛，叶片卵形或椭圆形；花为淡绿而带黄色，干时变成淡黄色，花期为5月，果期为7—9月。
>
> 诃子生长在海拔800～1840米的疏林中，在我国云南西部和西南部广泛分布。

都腹泻不止。白凡把诃黎勒留下的东西混合后给父亲服用，父亲的腹泻止住了。白凡又将药分给其他老人，治好了他们的病。

从此，用这两种东西制药的方法流传了下来。后来，人们把诃子树的果实称为"诃黎勒"，把那些晶体称为"白矾（fán）"。

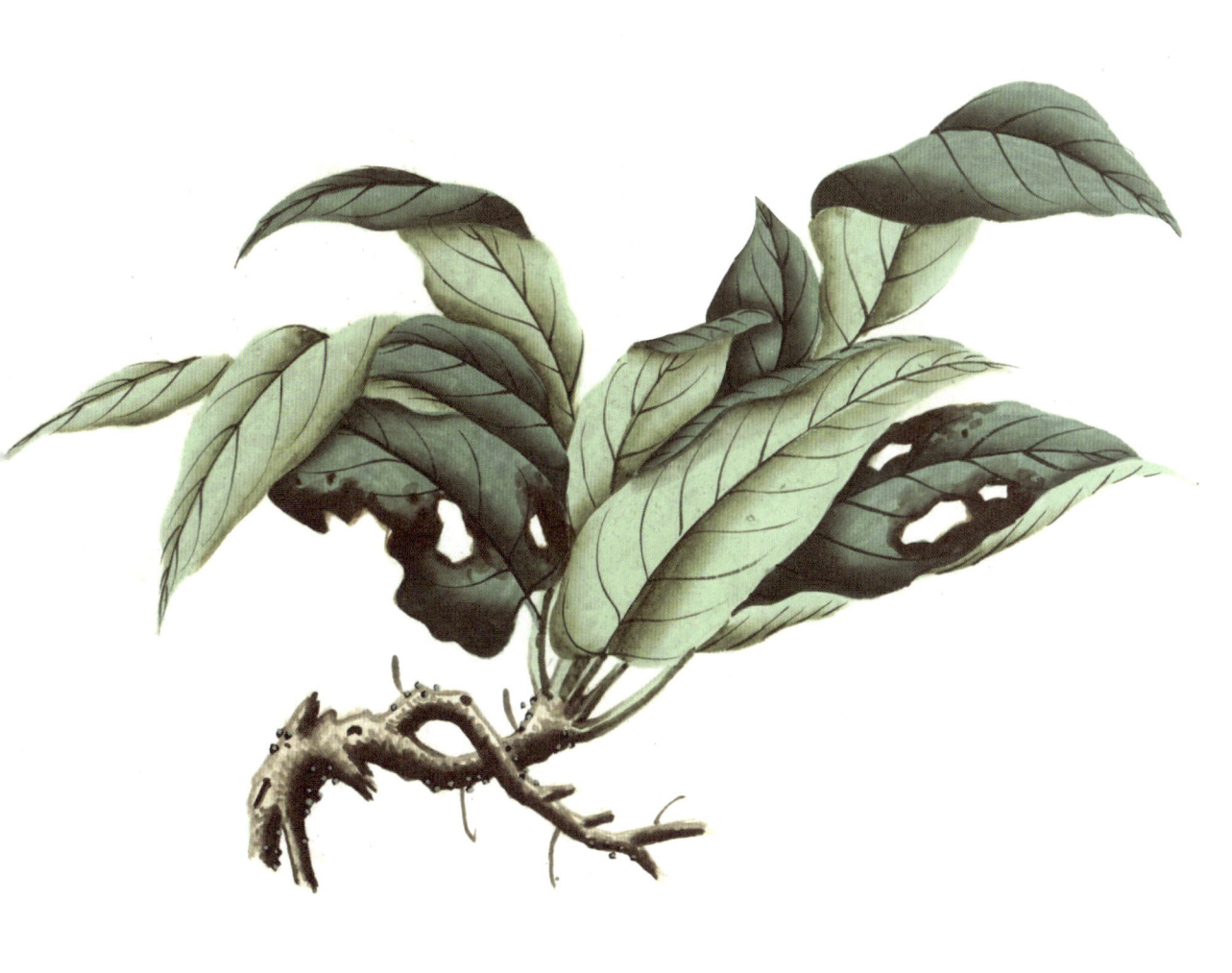

榉（jǔ）树
观赏秋叶的优良树种

别名	光叶榉
分类	榆科，榉属
习性	喜光，耐阴，不耐干旱
功效	榉树皮煎服，可治热痢

"榉"与"举"同音，因此古人常常把榉树当作可以"中举人，步步高升"的吉祥树。关于榉树，还有一个非常传奇的故事。

传说，古时有一个叫作蒋文渊的才子。他英俊潇洒，聪明伶俐。但是，蒋文渊参加科举考试很多次，总是名落孙山。几年下来，蒋文渊心灰意冷，决定不再参加科举考试。

于是，他带着自己的妻子在天门山山脚安家。起初，妻子以为他是在等待时机。后来，妻子发现他丝毫没有进取之心，便开始为他着急。妻子每天旁敲侧击，劝他努力读书，考取功名，可是他都不为所动。

再后来，蒋文渊听烦了妻子的劝告，告诉妻子，如果哪一天石头上能长出榉树，他就发奋读书。妻子听完，真的在石头上种下了榉树的种子，每天辛勤地打理它。不久之后，榉树的种子居然真的在石头上发芽了。

榉树是榆科榉属的一种乔木，别名光叶榉，是国家二级重点保护植物。榉树树皮灰白色或褐灰色，枝疏被短柔毛；叶边缘圆齿状或锯齿，具短尖头，呈椭圆形或卵状披针形。花期在4月，果期在9—11月。

榉树喜光，喜温暖湿润气候，耐阴，耐轻度盐碱，不耐干旱。其寿命长，常散生或者混生于阔叶林中，常见于公园、建筑物旁或者公路旁。

蒋文渊见此，只好兑现自己的诺言，每天发奋读书。之后，蒋文渊参加考试，果然顺利考取功名。后来，他将妻子接出天门山。蒋文渊年老离任后，他们夫妻两人重游天门山，发现榉树已经和石头融为一体，就像一对恩爱的夫妻。

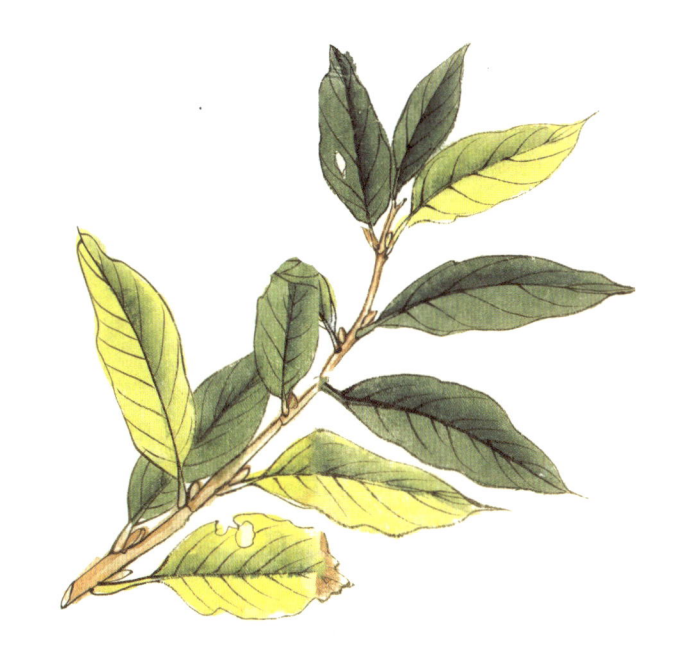

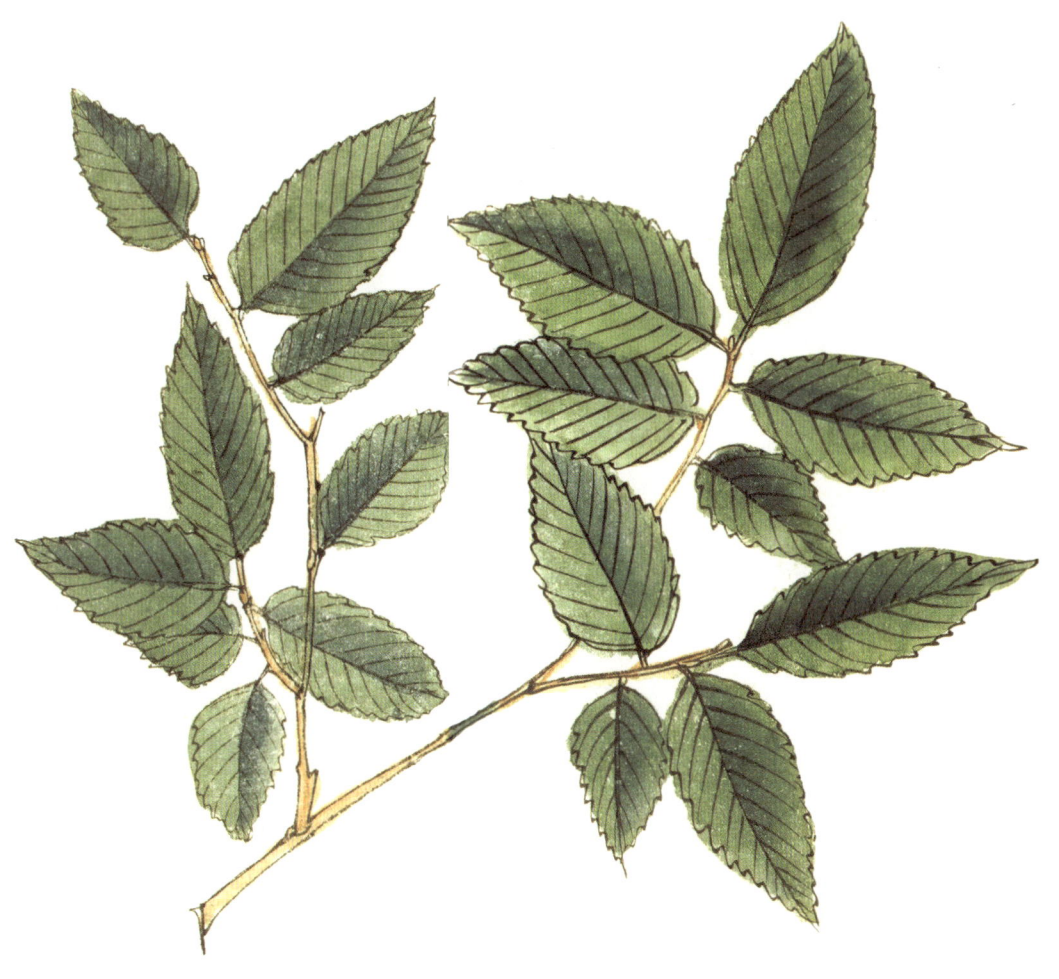

垂柳

叶子像眉毛的树木

别名	柳树
分类	杨柳科,柳属
习性	喜光,喜湿,耐寒
功效	枝和须根能祛风除湿

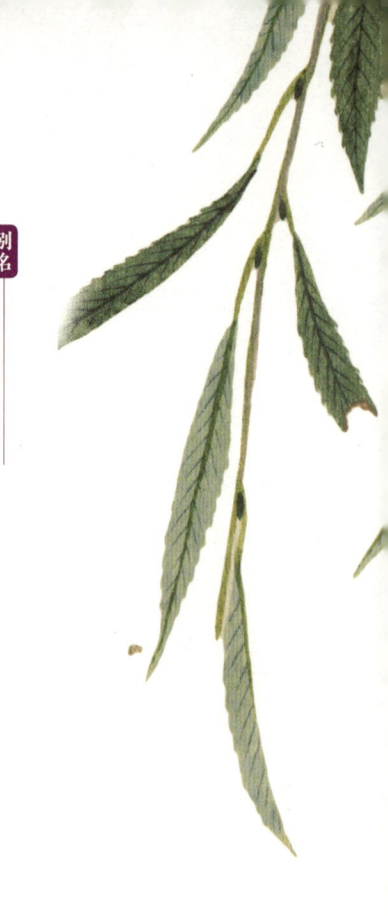

"插柳"和"折柳"都是我国的民俗,在一些地方,每年寒食节,家家户户都会在门前插柳。在重庆,还有这样一个关于插柳的传说。

相传,明朝末年,人们不满朝廷统治,纷纷起义。有一个叫张献忠的人,也加入起义的队伍,并且率领了一支起义军。

有一天,张献忠带领农民起义军攻打到重庆。途中,张献忠看到一个妇女和两个孩子。兵荒马乱之时,妇女无法同时照看两个孩子,所以抱着长子离开了,把幼子丢弃在一旁。

张献忠对妇女的举动很好奇,便询问她这样做的理由。那位妇女回答他:"长子是别人托付给我的,幼子是我自己的。我不能背信弃义,因为自家的儿子而舍弃别人家的儿子。"

张献忠被那位妇女打动了,对那位妇女说:"起义军只杀贪官污吏,不杀百姓,所以你们不用害怕,也不用逃跑。"然后,张献忠顺手折下一根柳枝交给

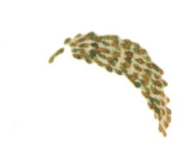

垂柳是杨柳科柳属的一种乔木,别名柳树。垂柳枝细长下垂,可入药;叶互生,通常狭而长;种子小,多为暗褐色。

柳树适应能力比较强,在高山、平原、沙丘等地势都可以生长。喜阳光,喜湿润气候,耐寒性较强,属于中生偏湿树种。

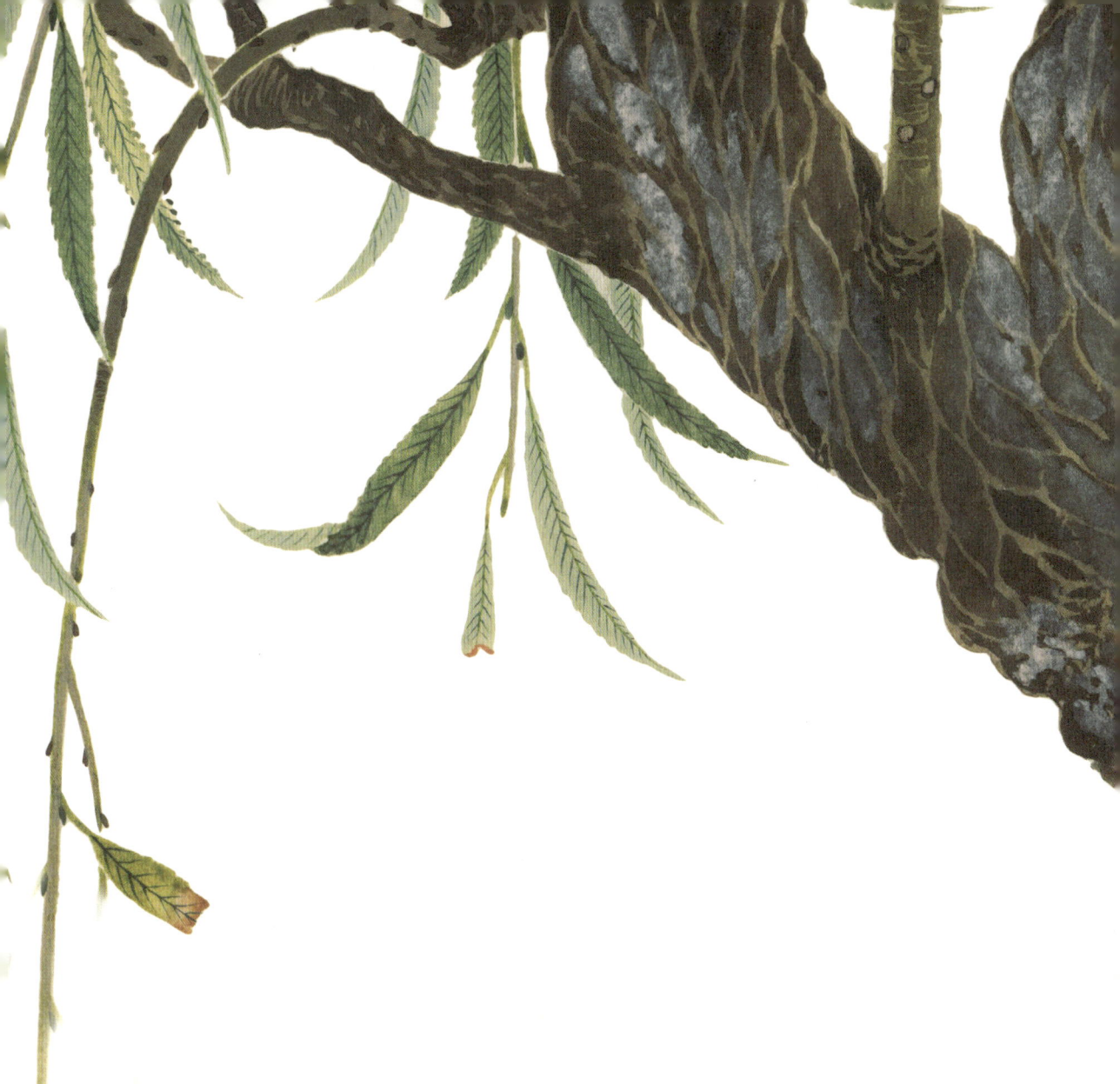

那位妇女，让她通知其他百姓，只要他们在门前插柳，就可以证明他们不是贪官污吏，起义军绝对不会伤害他们。

那位妇女听完，感激不尽，把两个孩子带回家，并告诉其他百姓这件事情。百姓们知道后，纷纷在门前插柳。起义军见到百姓门前的柳枝，果然没伤害他们。

后来，重庆"插柳"的这一习俗慢慢流传下来，沿袭至今。

榆树

长相奇特的树木

别名 白榆、家榆
分类 榆科，榆属
习性 喜光照，耐寒性强
功效 树皮和叶入药，安神

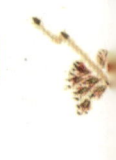

榆树的种类有很多种，它的叶子和树皮可以当作食物煮着吃。古时荒年间，人们经常将榆树皮磨成粉当作干粮吃。在古代，人们都把榆树当作可以避灾的神树。

相传很久以前，有一个村庄里住着一对夫妻，他们常年以种植粮食为生。有一天，这对夫妻干完农活后回家，在路上发现了一位老者躺在地上。他们看到老者奄奄一息快要饿死了，于是把他带回了家，给了他很多食物。

老者吃完后，发现这对夫妻生活特别窘迫，为了报答他们，老者将身上唯一的一颗种子给了他们。老者告诉这对夫妻，如果可以把这颗种子培育长大，他们的生活就会变好。

老者走后，这对夫妻把种子种到了院子里，每天悉心照料。过了两年，种子长成了一棵树。

后来，这家男主人生了一场大病，急需很多钱治病。妻子很着急，打算出门去借钱。她打开房门，竟

榆树是榆科榆属的一种落叶乔木，别名白榆、家榆。榆树树叶椭圆状卵形，先开花后生叶，花果期在3—6月（东北较晚）。

榆树喜光，适应性很强，既耐寒又耐干旱瘠薄，根系发达，抗风能力和保土能力比较强，对土壤要求不严，适宜种植于土层深厚、肥沃、排水良好的土壤中或者黄土高原上。

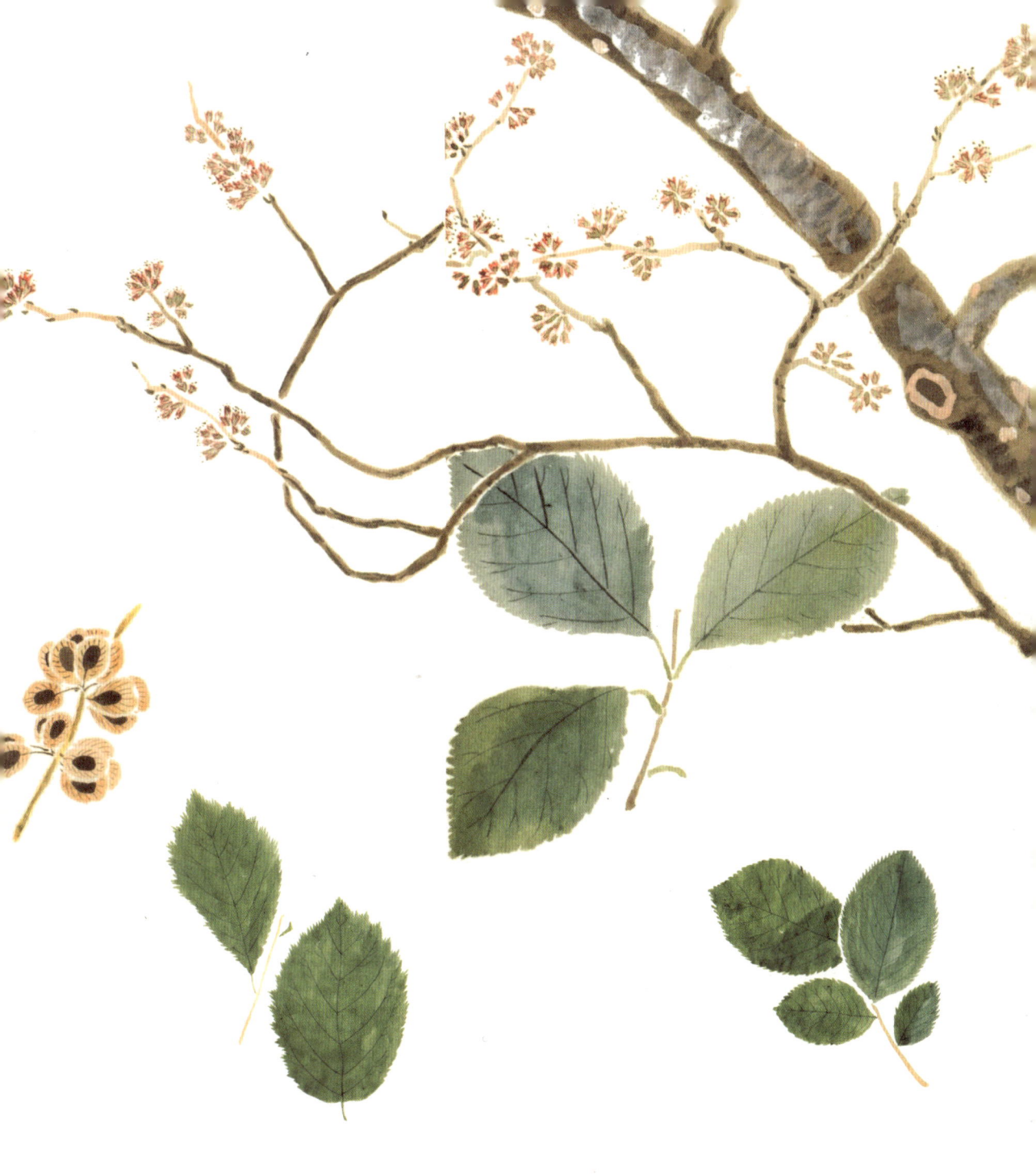

然看到院中的树上挂满了铜钱，妻子高兴极了，拿着这些钱请了一个好大夫，帮丈夫治好了病。

  从此，这对夫妻就靠这棵树维持生活，过得越来越幸福。后来，人们把这棵树叫作榆钱树，简称榆树。

大果榆

散发出臭味的植物

别名	芜(wú)荑(yí)
分类	榆科，榆属
习性	喜光照，耐寒性强
功效	种子入药，消积杀虫

《本草纲目》载，芜荑果实可以治疗五脏中邪气、腹部结块胀痛。经常吃这种果子能增强抵抗力，还可以治疗痔疮。

传说从前有个非常吝（lìn）啬（sè）的财主，家里有几十亩良田和几十个仆人。财主有一个三岁的儿子，他十分疼爱自己的这个儿子。有一次，财主给儿子买了一个糖人。儿子吃的时候不小心把糖人掉在了地上，财主觉得直接扔了太浪费了，就把糖人上面的灰抹去，让儿子吃掉。

不料，孩子吃了脏的糖人，开始肚子疼。财主刚开始不肯花钱请大夫，后来看到孩子疼得越来越厉害，只好去找大夫。大夫看过之后，知道孩子得了蛔（huí）虫病，便开了芜荑、槟榔、木香三种药。

仆人按照药方，在药铺拿了药交给财主。财主一看，仆人买的芜荑和泥巴一样，以为药铺诓（kuāng）骗了他，于是把药铺老板告上了衙（yá）门。知县知道缘由后，请大夫来分辨药材。大夫告诉知县，财主

大果榆是榆科榆属的一种乔木，别名芜荑。大果榆的果实成熟比较早，比榆钱稍大，味道比较臭。

现今人们所说的芜荑为中药名，是大果榆的种子经加工后的成品。夏季芜荑果实成熟时，人们会将其采集下来，然后晒干，取出种子浸于水中，再加入榆树皮面、红土、菊花末，用水调成糊状，晒干入药。

拿到的药就是可以杀虫消积的芜荑，于是知县罚了财主十两银子。

财主虽然不甘，但也只好掏钱认罚。然后，财主让孩子吃下大夫开的药，两天后，孩子的病果然痊愈了。

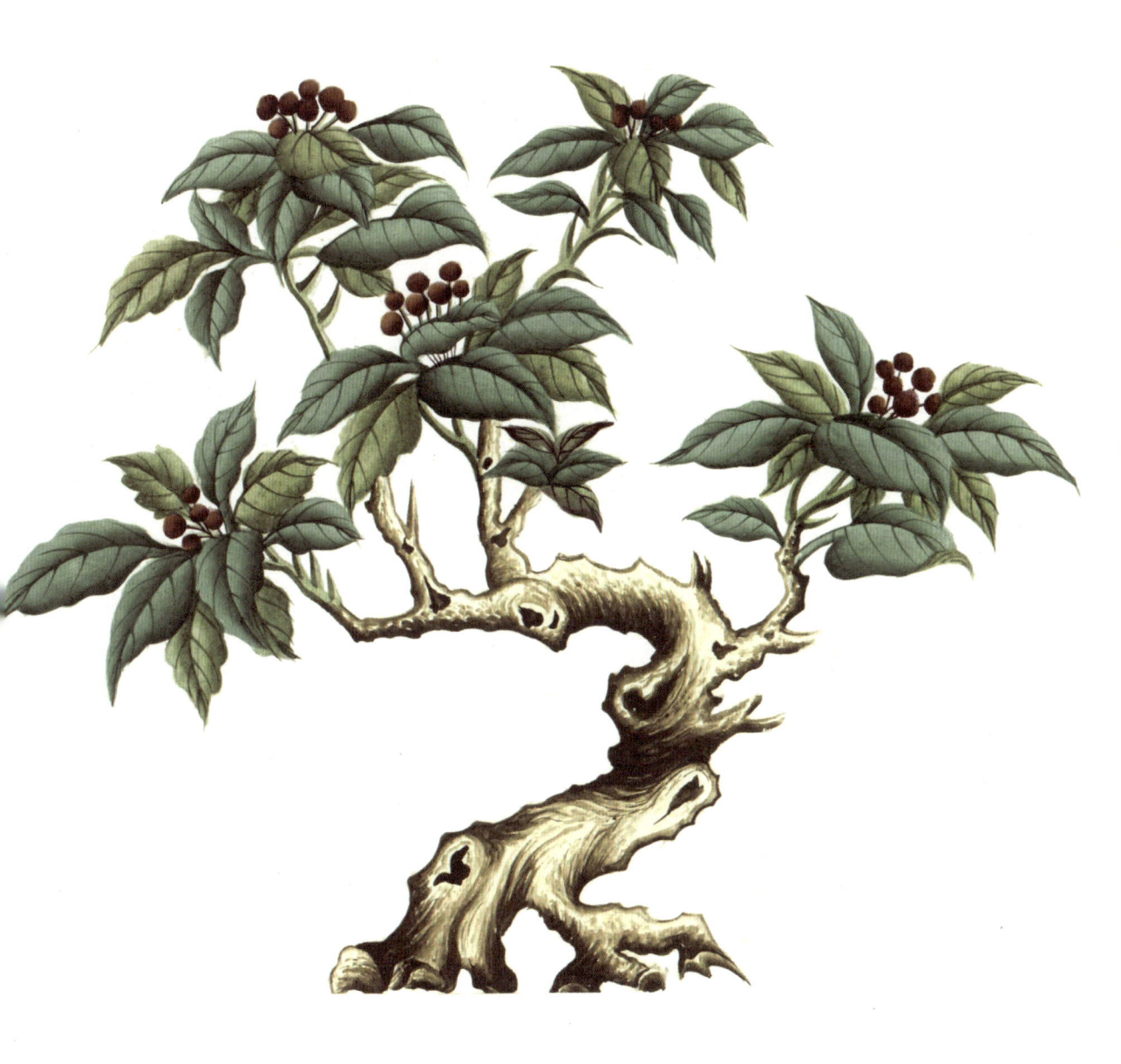

棕榈（lú）

树皮能编麻绳的植物

别名	棕树
分类	棕榈科，棕榈属
习性	喜温暖湿润气候，耐寒性较强
功效	棕榈皮入药有止血作用

棕榈的树干可以制作家具，树皮、树根可以入药。关于棕榈的药用价值，有这样一个传说。

古时候有一个叫陈可的木匠，他心灵手巧，以制作棕床为生。他做的棕床漂亮又耐用，周围的百姓都喜欢到他这里买棕床。陈可是个热心肠，碰到老弱妇孺来买棕床，总是帮他们把棕床送到家中，从不收取分文。

有一次，一个老者来到陈可家中买床，陈可看到老者年事已高，便驾着牛车帮老者送床。陈可的儿子年仅3岁，他见父亲去送货，便独自在家中玩火，一不小心，把家中晒干的棕毛点燃了。等到陈可回到家中，他家的房子已经着火。

陈可不顾一切地冲进火场救自己的儿子，中途陈可的脚不慎被柴刀划伤，当时便血流不止。陈可顾不上自己的脚，一头扎进屋子里面。等到他把儿子救出来之后，才感觉到自己的脚很疼。

奇怪的是，陈可虽然感觉到了疼痛，但是并没有

棕榈是棕榈科棕榈属的一种乔木，别名棕树。棕榈叶片硬挺，顶端下垂；树干笔直，没有旁枝；树皮上有丝毛，剥取树皮时丝毛便缕缕解开。

棕榈喜光，喜温暖湿润的气候，耐寒性和耐阴性比较强，但是不能接受太大的日夜温差，适宜种植于排水良好、湿润肥沃的中性、碱性或微酸性土壤中，在我国长江以南各省区均有分布。

看到出血的地方。陈可坐下来，仔细查看受伤的地方，他发现，原来他的脚上沾满了被烧焦的棕毛，就是这些棕毛止住了他脚上的血。

陈可发现烧焦棕毛的功效后，连忙告诉了周围的大夫。左邻右舍谁受了伤出血，陈可都会给他们一些烧焦的棕毛来止血。

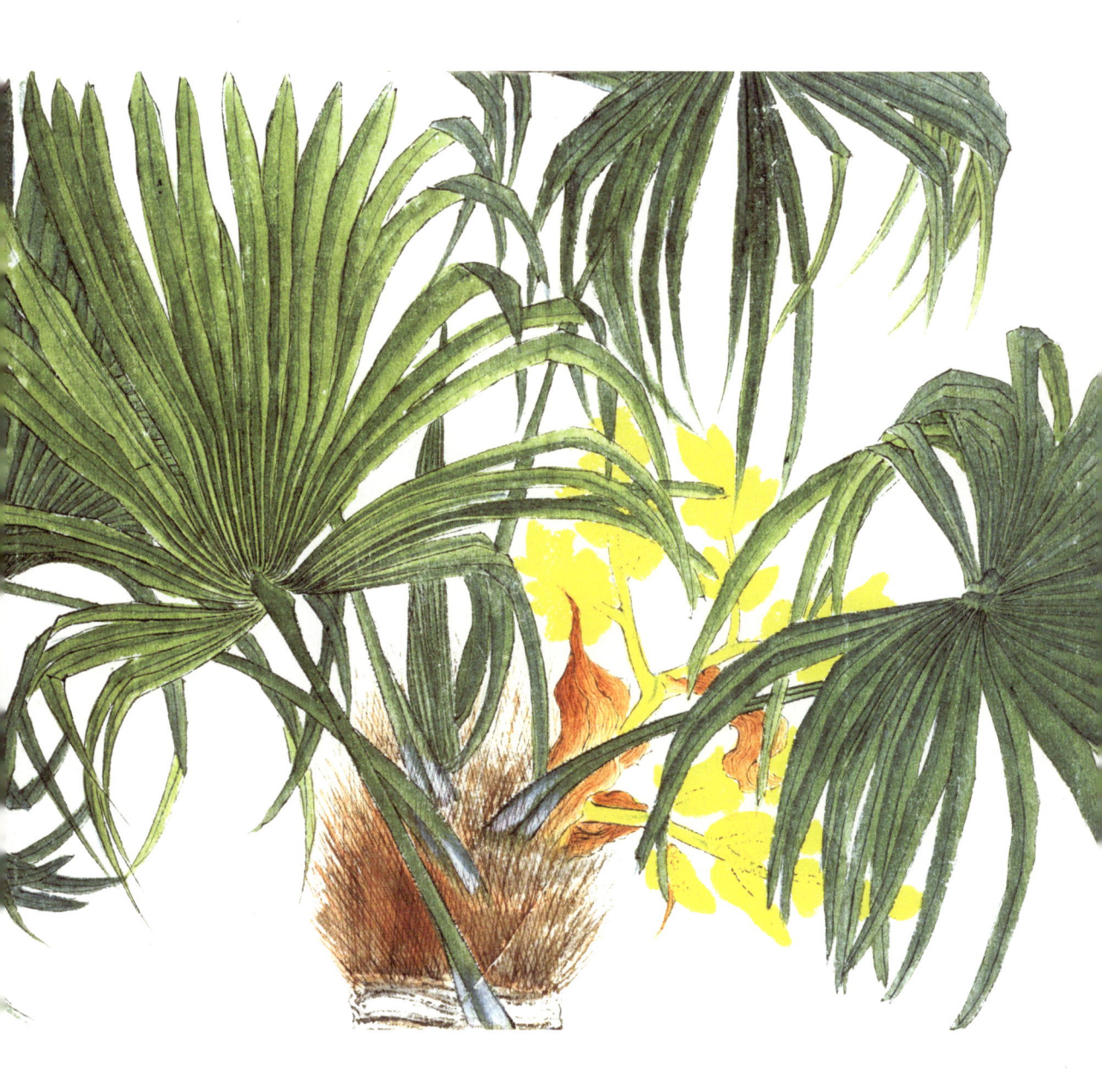

乌桕（jiù）
拥有鲜红色叶子的树木

别名 腊子树、桕子树
分类 大戟（jǐ）科，乌桕属
习性 喜光照，耐寒、耐旱、耐瘠
功效 叶可作为黑色染料，可染衣物

乌桕的来源有很多的说法，其中有一种说法认为乌桕是一个叫作乌龙的神仙化成的。

相传，东海龙王有一个很漂亮的女儿，叫作惜凡。有一次，惜凡出海在凡间玩耍，看到一个相貌英俊、谈吐不凡的男子。惜凡与男子互相爱慕，不久便自行结为夫妻。

东海龙王知道后，便派惜凡的五舅乌龙到凡间追查此事，并将惜凡带回东海。乌龙化作人形来到凡间，看到惜凡与她的夫君以采集药材、酿酒为生。他们酿造的酒香气四溢，醇（chún）厚无比。惜凡看到乌龙，盛情邀请他品酒。

乌龙没有抵挡住酒的诱惑，一高兴喝了很多。到了黄昏时分，酒中的药性发作，乌龙醉倒并现出了原形。乌龙大惊，连忙飞走，中途，不小心把树林里的枝叶折断了。

惜凡跟着乌龙的踪迹跑到树林，发现乌龙已经没了踪迹。惜凡找不到乌龙，准备回家，这时，她看到

乌桕是大戟科乌桕属的一种乔木，别名腊子树、桕子树。乌桕树皮为暗灰色，有纵裂纹；花单性，雌雄同株；蒴果梨状球形，成熟时黑色。

乌桕对土壤的适应性很强，能够适应红壤、黄壤、紫色土、棕壤等多种土壤，在微酸性、中性或微碱性土壤中都可以生长，是抗盐性很强的乔木树种。

被乌龙折断的枝叶上挂满了一串串圆形的小果实。惜凡把它们摘下来，回家之后把它们酿成了酒。

后来，惜凡发现这种酒有解毒的功效，惜凡夫妇非常高兴。从此，他们便把乌龙折断的这种树叫作乌桕，取的便是"五舅"的谐音，并把乌桕果酿成的酒叫作乌桕酒。并用乌桕酒治疗那些遭受毒物侵害的乡亲们。此后，乌桕在人们之间传颂开来，越来越广为人知。

看到这一幕的乌龙，感念惜凡的孝心与善良，于是回到龙宫，向龙王陈述这一切。龙王听后，被惜凡的善举所感动，决定不再干预惜凡夫妇的生活。

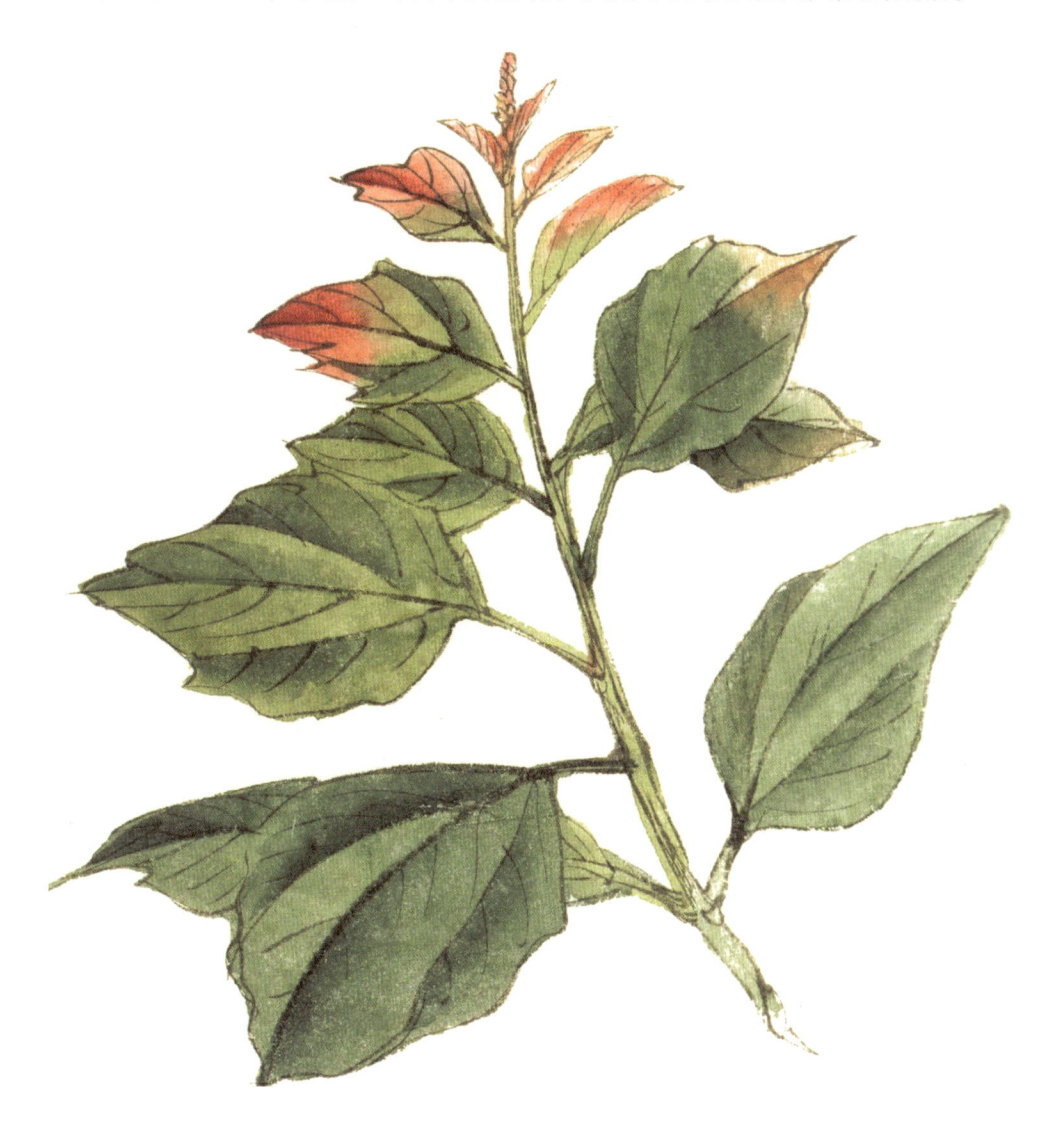

巴豆

果实能做泻药的植物

别名	小巴豆
分类	大戟科，巴豆属
习性	喜阳光，不耐寒，怕霜冻
功效	属热性泻药，可破积解毒

巴豆可以治疗积滞、宿食不化、大便闭塞、腹胀等症状。李时珍曾经巧用巴豆治疗过腹泻。

相传，在李时珍所在县的邻县有一位老太太患腹痛溏泻病已经五年了。平时，老太太只要一吃生冷或者油腻的食物，就会腹泻不止。

老太太看了很多大夫，各位大夫都认为老太太是普通的腹泻，让她服用一些止泻、健脾的药物。但老太太吃了药后腹泻不仅不见好，反而更加严重。

后来，老太太听说邻县的李时珍大夫有一些治疗不治之症的药方，便赶紧让人把李时珍请到家里来看病。李时珍为老太太把脉后发现她的腹泻是因为脾胃久伤、冷积凝滞导致的。他认为只有去除冷积，才能根治老人的病。因此，他给老太太开了巴豆。

其他大夫知道后，纷纷质疑李时珍。他们认为巴豆是一味具有强烈泻下的药物，李时珍用这种药明显会害了老太太。李时珍却表示，他已经反复试验了多

巴豆是大戟科巴豆属的一种小乔木，别名小巴豆。巴豆嫩枝被稀疏星状柔毛，老枝无毛；树叶纸质，叶片卵形；总状花序顶生，苞片钻状，花期在4—6月；种子呈椭圆状。

巴豆喜阳光，喜温暖湿润气候，耐寒性比较差，怕霜冻，适宜生长于气温在17～19℃的地区，在我国浙江南部及福建、江西、湖南、广东、海南等省区均有分布。

次，掌握了用药的度，不会出现问题，所以他便让老太太服用了巴豆。

没想到老太太服用之后，连续两天都没有腹泻，气色也越来越好。过了一段时间，老太太也可以食用一些生冷和油腻的食物了。一个月后，老太太竟然痊愈了。

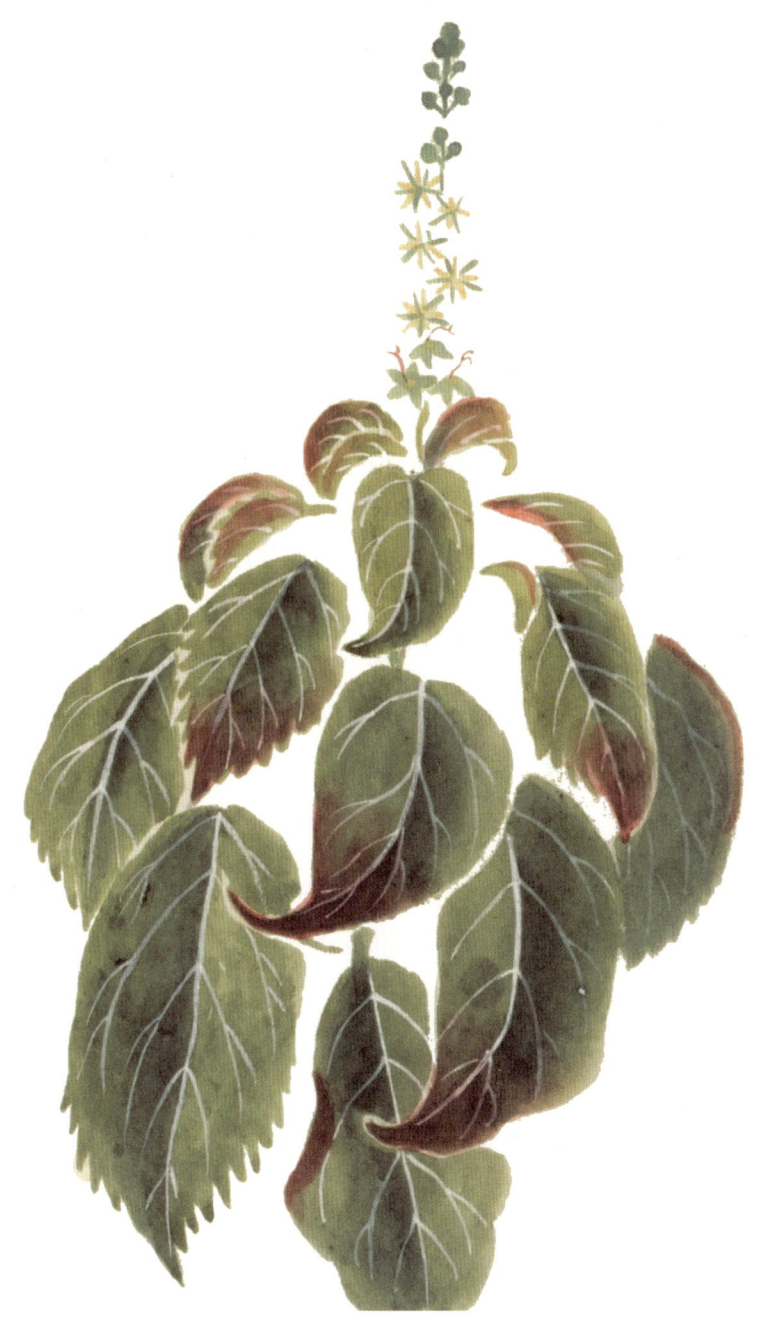

泰国大风子

种子能杀虫的树木

别名 大枫子、麻风子
分类 青钟麻科，大风子属
习性 喜湿润气候，怕霜冻
功效 种子入药祛风燥湿

　　泰国大风子是大自然对人类的馈赠，这种树能产出一种叫大风子油的物质，这种物质最大的价值就是可以治疗麻风病。古代传说中就有很多关于用大风子治疗麻风病的故事。

　　很久以前，琼州有一个小村庄，村庄的百姓勤劳能干，生活过得十分富足。有一年，村庄里有人得了一种奇怪的病，得病的人面部浮肿、发光、发红，身上还有斑块，口角歪斜，并且和患者接触比较密切的人也接连患病。

　　村民们认为这是一种诅咒，很多人都要求立即把患者烧掉，以平息上天的怨气。患者们既要忍受病痛的折磨，还要等待被处死，整日痛苦不堪。

　　这天，村民们把所有患者集中在一起，然后召集所有的村民围观。患者的亲属们看到自己的亲人被五花大绑，即将被烧死，心中悲痛不已。

　　就在村民要点燃火种的时候，一位路过此地的神医制止了村民。他告诉村民们，他游历的时候见过这

　　泰国大风子是青钟麻科大风子属的一种常绿大乔木，别名大枫子、麻风子。叶薄草质，卵状披针形或卵状长圆形；浆果球形，果梗初期密被黑色毛，然后毛逐渐脱落至近无毛，外果皮木质；种子多数。

　　泰国大风子喜阳光，喜高温、湿润气候，怕霜冻，适宜土层深厚、肥沃、湿润的壤土，在我国海南、广西等地分布广泛。

类患者，这些患者只是得了麻风病，虽然这种病会传染给别人，但是有办法可以治疗。

患者的亲属们听到有办法可以救自己的亲人，立刻向神医求救。神医对他们说，医治这种病并不难，只需要从当地一种特殊的树上取一些种子，然后提炼出种子里的油，敷在患处便能治好这种病。

患者的亲属们听完，纷纷按照神医的指示找到这种树，采摘种子并制成油给患者敷上。几天后，这些患有麻风病的人果然好了。村民感谢神医的救助，并把这种特殊的树称为"大风子"，专门把它们当作药物使用。

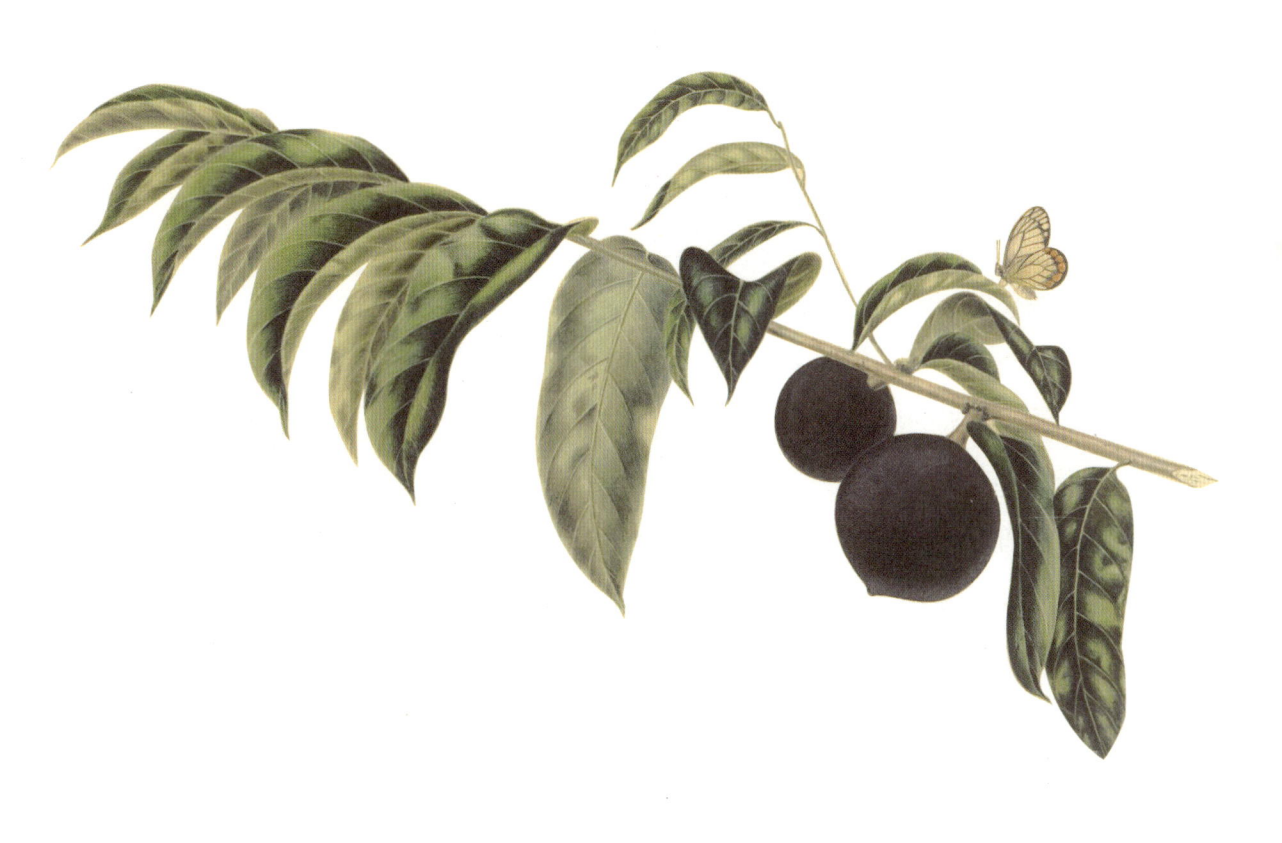

木麻黄

海边防风沙的优良树木

别名 马尾松

分类 木麻黄科,木麻黄属

习性 喜高温多湿环境,耐盐碱

功效 枝叶入药,止咳化痰

木麻黄可以宣肺止咳、行气止痛,能治疗感冒发热、咳嗽、疝(shàn)气、腹痛等疾病。

古时有一对中年夫妇,丈夫叫李峰,妻子叫杨玉。他们每天辛勤劳作,种植粮食,还经常把吃不完的余粮免费送给穷苦的村民。村民都称赞这对夫妇是大好人,邻里关系也十分融洽。

盛夏的一天,李峰患病,整个人昏昏沉沉,没有办法下地干活。杨玉听见李峰一直喊冷又一直咳嗽,觉得丈夫的病比较严重,赶紧去请村中的大夫。不巧的是,村中的大夫去探亲了,当天不能回来,杨玉很着急。这时,邻居来李峰家借锄头,看到李峰夏天还捂着棉被,便知李峰可能得了风寒。邻居赶紧回家,拿来一包木麻黄。

邻居告诉杨玉这是木麻黄的叶子,上次他得了风寒,村中的大夫便是用这种药医治他的。杨玉听完,赶紧将木麻黄熬成汤药,喂丈夫喝下。不一会儿,李

木麻黄是木麻黄科木麻属的一种乔木,别名马尾松。木麻黄树干通直,树冠呈狭长圆锥形,树枝红褐色;树叶呈披针形或三角形;7—10月结果,球果状果序椭圆形。

木麻黄喜光,喜炎热气候,对土壤要求不高,耐盐碱、贫瘠土壤,能适应滨海沙土、酸性土等多种土质,适宜种植于土层深厚、疏松肥沃的冲积土壤或微酸性土壤中。

峰出了一身汗，身体顿时觉得好转了。

服用两天后，李峰的风寒好了。杨玉看着丈夫痊愈，感叹木麻黄真是一个好宝贝。

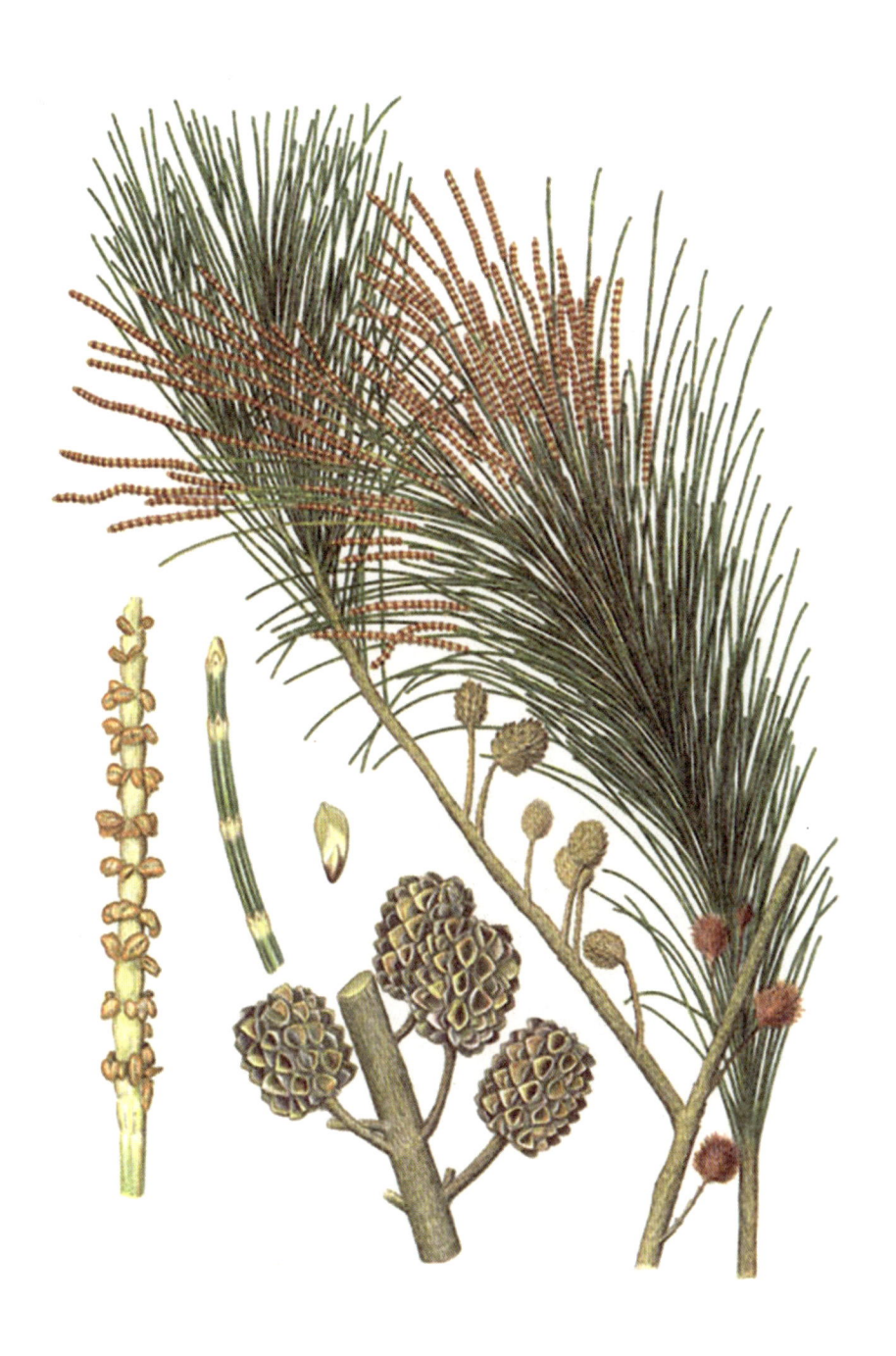

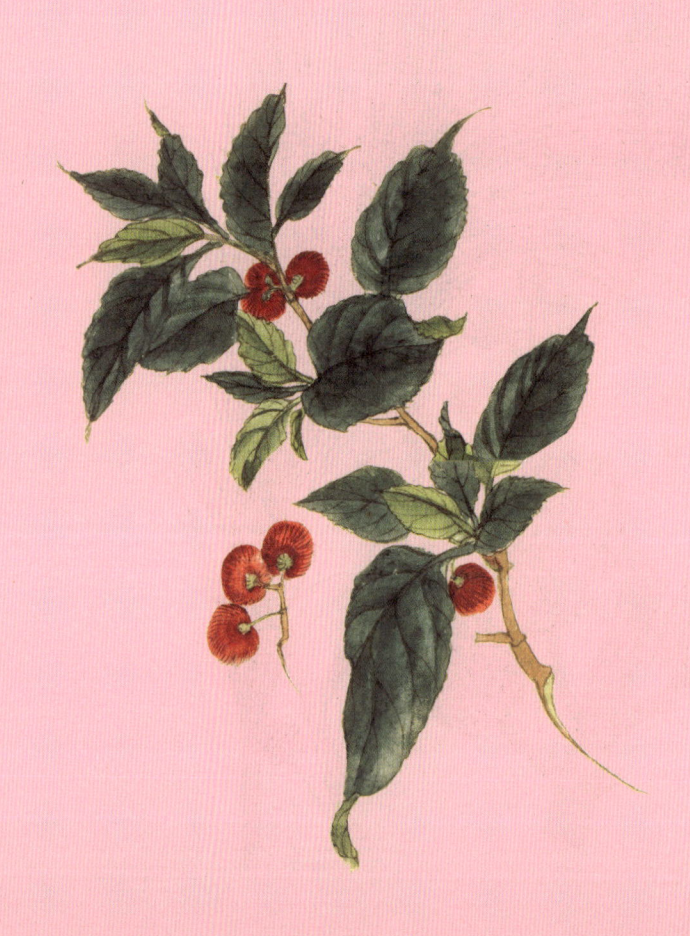

第二章

灌木类：那些低矮丛生的树木

大血藤

枝条能编藤椅的树木

别名 红藤

分类 木通科，大血藤属

习性 喜光照

功效 藤茎入药，通经活络

  大血藤生长在深山老林中，古人常称它为赤藤。如果在大血藤上快速砍一刀，大血藤便会流出像血一样的红色汁液，所以人们就把它叫作大血藤。

  相传，很久以前有一个叫程子峰的人。他有两个爱好，一个是狩猎，一个是喝酒。他每天吃生肉饮酒，时间长了便患了绦虫病，经常腹痛，而且排便时还伴有白虫。大夫告诉他，要想治病，首先必须戒酒、戒肉，但是程子峰难下决心，所以病一直不见好。

  一次，他上山狩猎，一边饮酒一边吃自己打的猎物。转眼日落西山，他索性在一座破庙休息。半夜，他口渴难忍，出去找水喝。在明亮的月光下，他看到院中有一只大瓮（wèng），瓮里盛满了水。他顾不得看水是否干净，直接喝了起来。

  第二天早晨醒来，程子峰如厕，居然排出很多死了的白虫，他顿时感觉肚子舒畅多了。他觉得奇怪，不知道是什么驱出了肚子里面的白虫。他突然想到了

  大血藤是木通科大血藤属的一种藤本植物，别名红藤。大血藤藤径达9厘米，可入药；枝干无毛，枝条为暗红色；顶生小叶近棱状倒卵圆形；花梗细，长2～5厘米；花瓣呈圆形。花期在4—5月，果期在6—9月。

  大血藤常见于林缘、山坡灌丛和疏林等处，生长于林缘沟边或大山沟畔肥沃土壤的灌木丛中，在我国陕西、四川、贵州、湖北、湖南、云南、广西等地均有分布。

昨天晚上喝的水，于是程子峰去看瓮里的水，发现水呈暗红色，是寺庙的僧人编织草鞋所用的大血藤浸过的水。

过了几天，他发现自己腹痛、大便排虫的毛病竟然彻底消失了。他很好奇，跑去问大夫。大夫听完后告诉他，大血藤有驱虫的功效，他的病就是饮用了大血藤浸过的水治好的。

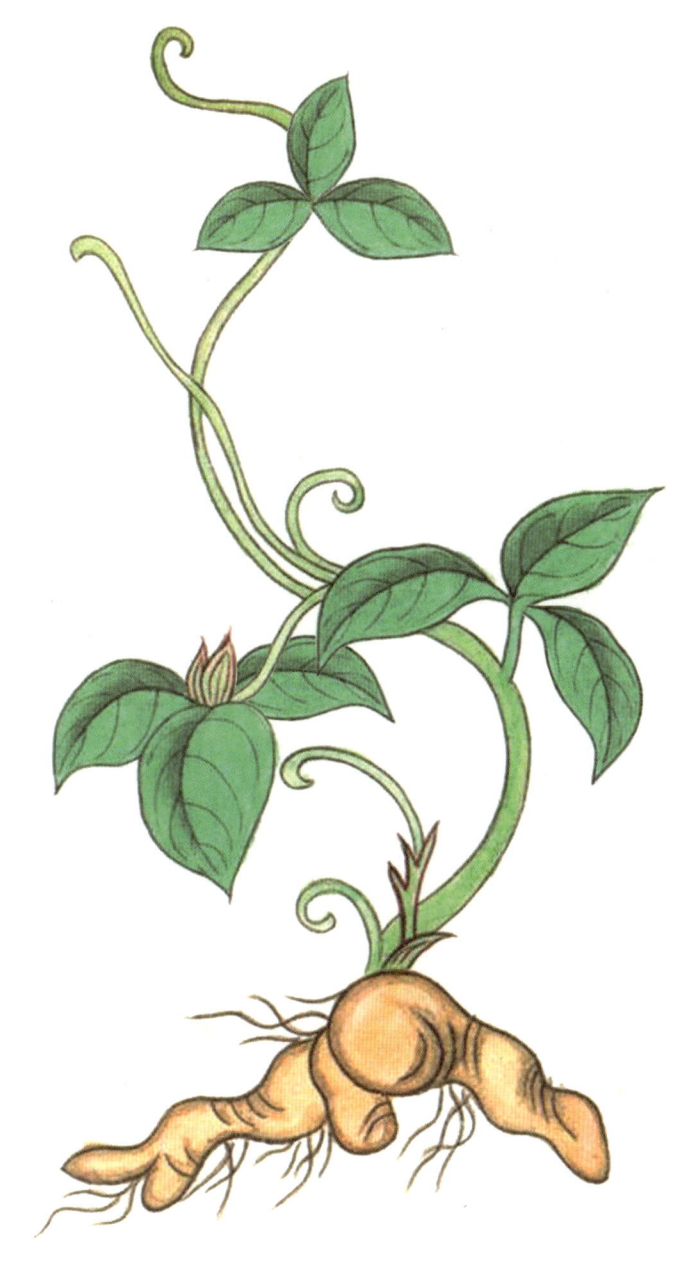

桑

叶子能养蚕的树木

别名	桑树
分类	桑科,桑属
习性	喜光照,喜温暖湿润气候
功效	枝条可编箩筐,果实可酿酒入药

桑树浑身都是宝,桑叶、桑葚都可以入药。其中,桑叶可以通关节、利五脏、下气。

很久以前,在一座药山的东面住着母子两人,儿子叫苏木,为人老实厚道,十分孝顺自己的母亲,他们母子常年靠种地砍柴为生,生活得很幸福。

这年秋天,母亲突然头晕目眩,咳嗽不止,病倒在床上。苏木翻山越岭到处找药给母亲治病。半个月过去了,母亲一直不见好,苏木着急万分。

一天,苏木听说药山上有一个老道能治病,便决定独自去药山找老道。临走之前,苏木怕母亲渴,提前烧好了一盆水放在院中,接着急忙走出家门。

到了中午,母亲感到口渴,便到院中喝水。她看到水里泡着几片桑叶,便把树叶拿出来,喝了几口水。

到了晚上,苏木回来,他告诉母亲没有找到老道,准备明天再接着去找。母亲从床上起来,突然觉得精神好了很多,头也不那么晕了。母亲想起白天的

桑是桑科桑属的落叶乔木或灌木,别名桑树。桑树皮厚,灰色;树叶呈卵形或广卵形,叶面无毛,表面鲜绿色;花期4—5月,雌雄异株;6—7月结果,果实称为桑葚,黑紫色。

桑喜光,幼苗耐阴性较强,喜温暖湿润气候,根系发达,耐寒性和耐旱性比较强,在我国中部和北部、西北部等地均有栽培。

桑树叶，便和苏木说自己喝了一些桑叶泡过的水。苏木感觉桑叶可能是治疗母亲所患疾病的良药，便又让母亲喝了一些。

第二天，母亲起床，感觉精神又好了很多。苏木见此，心中欢喜。为了确保万无一失，他找到药山里面的老道，将此事告诉了老道。老道告诉苏木，桑叶的确有药用价值，他母亲的病症可以适当服用桑叶。于是，苏木返回家中，继续让母亲服用桑叶泡过的水。几天后，母亲果然痊愈了。

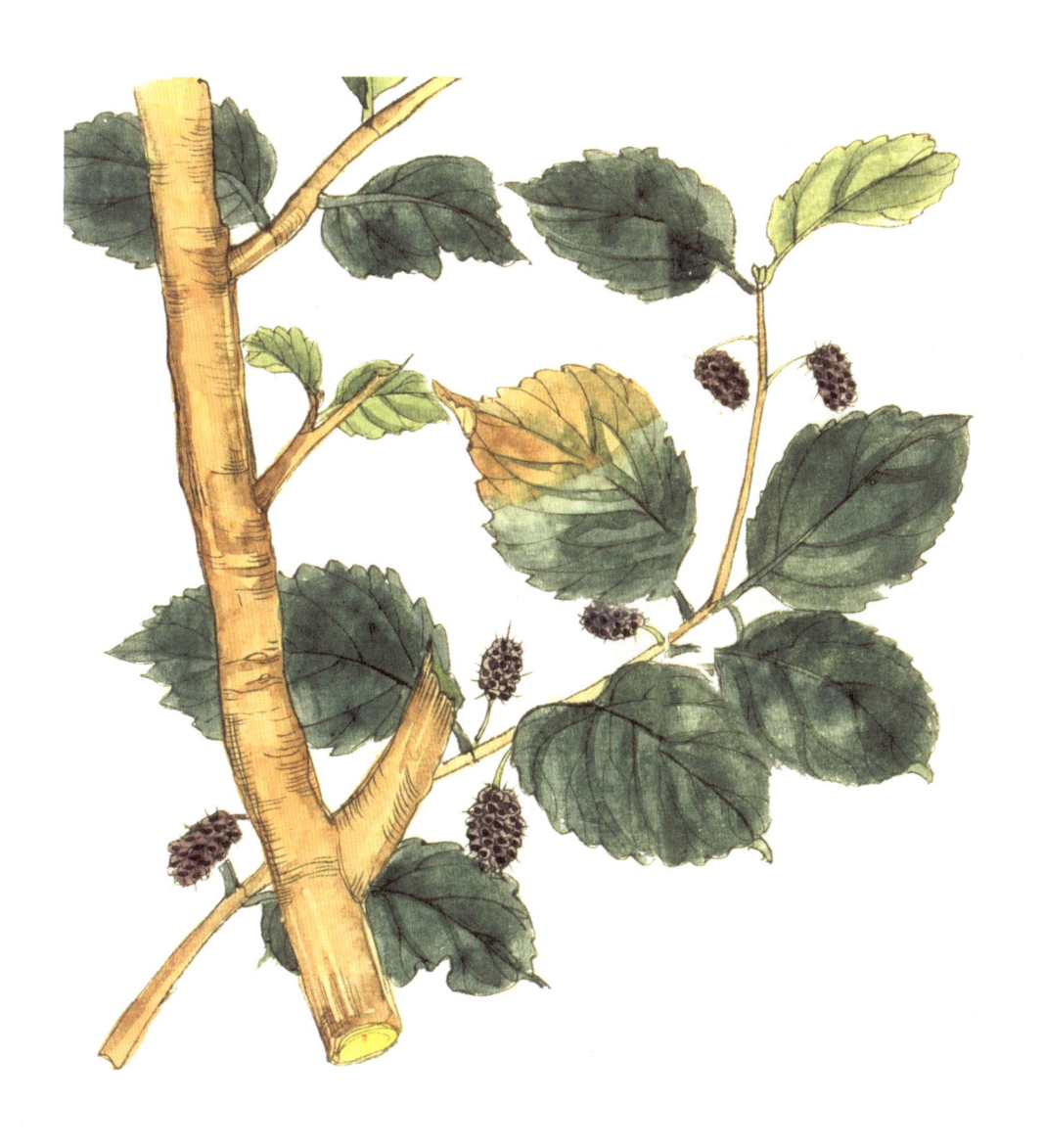

楮（chǔ）
果实能延年益寿的树木

别名	小构树
分类	桑科，构属
习性	喜光照，喜湿润气候
功效	根、叶入药，补肾利尿

楮树的果实叫作楮实子。《本草纲目》载，楮实子可以益气、生肌、明目，还可以壮筋骨、助阳气、延年益寿。

从前，几个路人赶路时，在山村小路上看到一个中年妇人，她正拿着竹鞭不停地追赶一位步履蹒（pán）跚（shān）的老人。大家觉得老人很可怜，便上前劝阻妇人。

妇人生气地说："诸位有所不知，我追打的不是我的长辈，而是我那不听话的儿子。你们看，我儿子才七十岁就这么老了，我以后怎么指望他给我养老送终啊？"

众人一听，非常疑惑，便连忙问妇人其中缘由。

妇人坦然回答说："我们家有一份祖传的养生方，常年坚持服用就能延年益寿。这个药方在我家传了好几代，我们每一辈人都是高寿。不信你们看，我的年纪已经过百了，但还是满头黑发，步履矫健。我的女儿们都按照药方每天吃药，就只有这个不争气的儿子

楮是桑科构属的一种灌木，别名小构树。楮的小枝幼时被毛，成熟后脱落；叶卵形至斜卵形；花雌雄同株，近似球形；果实成熟时为橙红色，外果皮壳质，表面具瘤体。

楮喜光，耐干旱，适应性强，能在水边生长，也能在石灰岩山地或酸性土壤、中性土壤中生长，主要分布于我国中部、南部各省（区、市）。

不肯服用,所以我才追赶他。"

众人听了以后恍然大悟,纷纷想要妇人给他们几颗药丸。原来,妇人所说的药丸名为"打老儿丸",其中包含很多名贵药材,楮实子就是其中的一种。

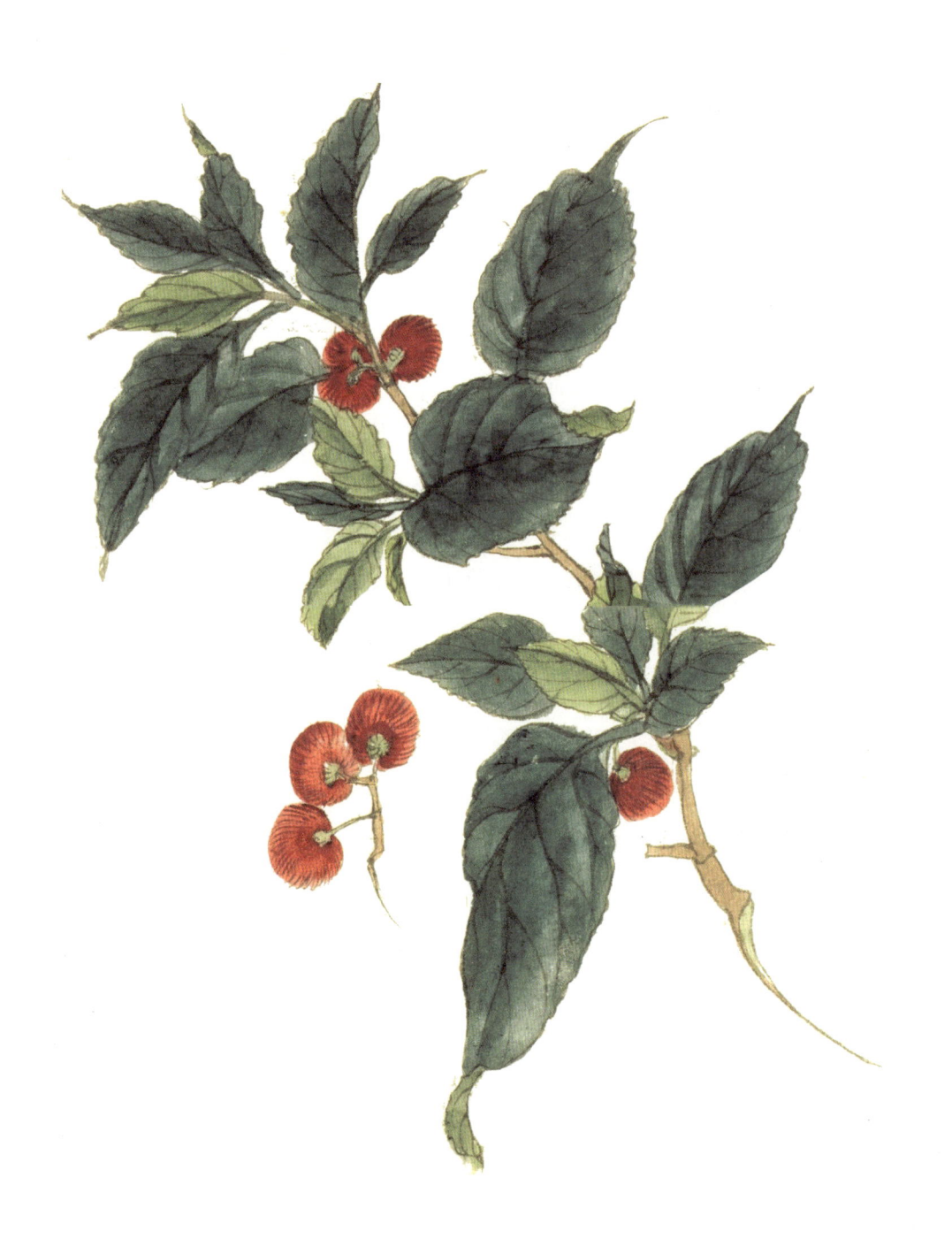

酸枣

长着酸甜果实的树木

别名 棘、角针
分类 鼠李科，枣属
习性 喜光照，适应性强
功效 果实营养丰富

酸枣有很多药用功能，它可以治疗虚烦不眠、心腹寒热、四肢酸痛等症。

相传，古时有一位书生每天刻苦读书，废寝（qǐn）忘食。长此以往，书生身体渐渐虚弱，并出现严重失眠、头昏心悸（jì）等症状。其母见此情况，心中焦急，为其寻遍名医。然而，几个月下来，大夫们开的药方都不见效，书生的病不仅没有见好，反而越来越严重。

后来，其母在京城找到一位闻名遐（xiá）迩（ěr）的神医。神医为书生诊治后，给书生开了一剂药方，其中有一味药叫作酸枣仁。书生按照神医开的药方坚持服药，过了十天，病情果然好转。

书生因神医的良方治好了自己，决定不参加科考了，想要拜神医为师。

神医见书生态度诚恳，且意志坚定，便答应收书生为徒。之后，书生跟着神医到处云游，尝遍草药，立志做一位神医。

酸枣是鼠李科枣属的一种灌木，别名棘、角针。树皮灰褐色或褐色；树叶为椭圆形至卵状披针形，边缘有细锯齿；花为黄绿色；果实近球形或短矩圆形，成熟时为红褐色，味酸。

酸枣多生长于向阳、干燥的山坡、岗地、丘陵或平原，主要分布于我国河北、辽宁、河南等多个省份。

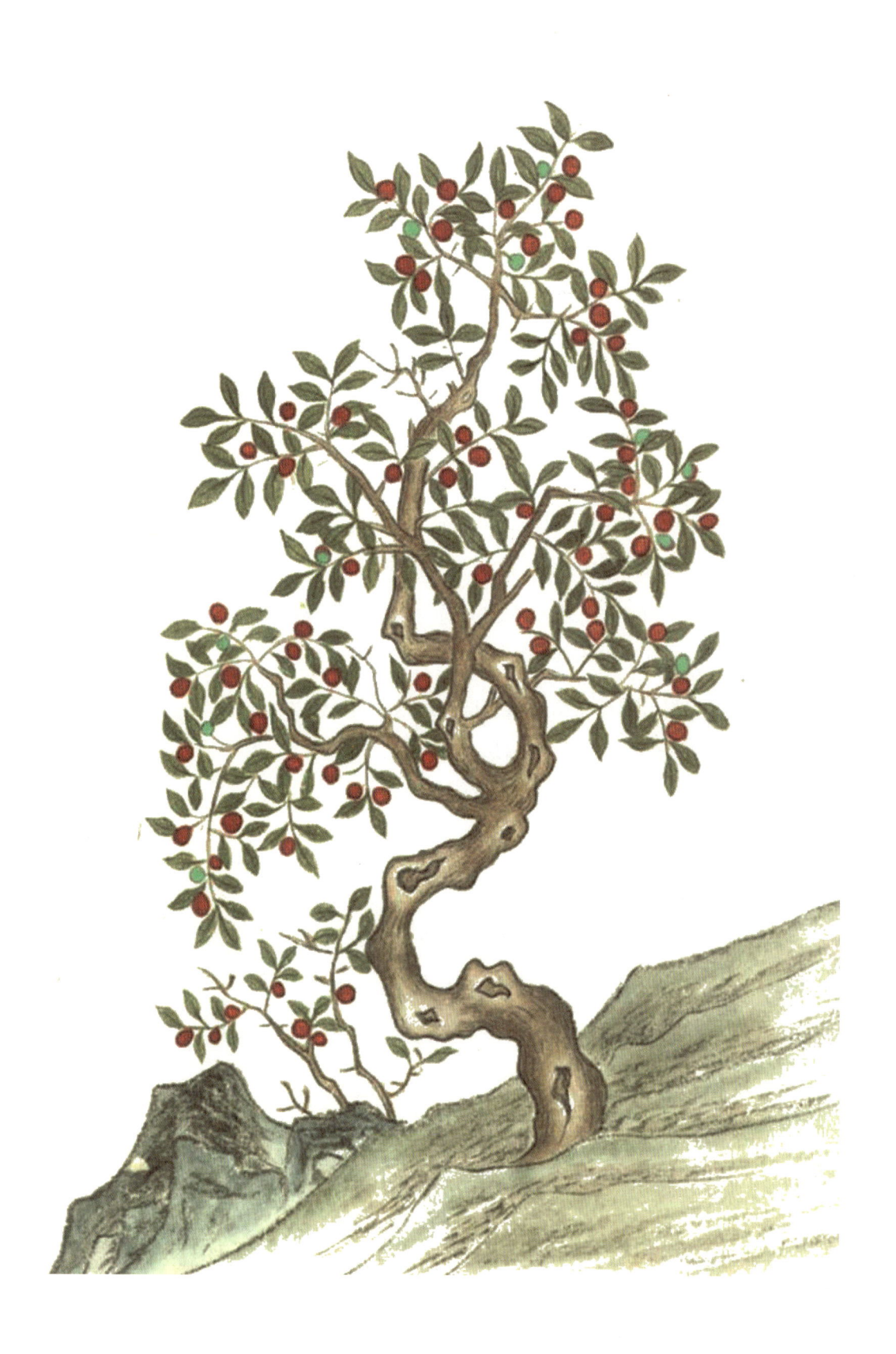

第二章　灌木类：那些低矮丛生的树木

马甲子

长满尖刺的树木

别名 白棘、铁篱笆、铜钱树

分类 鼠李科，马甲子属

习性 喜光照

功效 根可治喉痛，种子可榨油

古时候有一位叫作白泽明的官员，他忠君爱国。有一年，皇帝微服私访时遇刺，他一路上保护皇帝，独自与几名贼寇（kòu）厮杀。经过一场大战，白泽明将贼寇拿下，顺利护送皇帝回到皇宫。

不料，白泽明与贼寇厮杀的过程中，贼寇用涂上毒物的刀砍伤了他的胸腹，让他当场血流不止。皇帝请了很多名医为他诊治，才保住了他的性命。但是，他体内始终残留余毒，身体也很虚弱。皇帝下令张贴榜文，征集能人为白泽明医治。

这天，一个老农进献了一种草药，说这种草药可以解毒消肿、止痛活血。皇帝命人把草药送给白泽明，让他服用。不久后，白泽明体内的余毒果然被彻底清除，身体情况也逐渐好转。

皇帝大喜，问老农想要什么赏赐。老农却说，他不要赏赐，他也是偶然在一种树上发现这种草药的，现在只希望太医可以把这种草药编入药书，让更多的人知道可以用它来治病。

马甲子是鼠李科马甲子属的一种灌木，别名白棘、铁篱笆、铜钱树。马甲子小枝为深褐色或褐色，被短柔毛；树叶互生，宽卵形或卵状椭圆形或近圆形；腋生聚伞花序，被黄色茸毛，花瓣呈匙形；果实呈杯状，被黄褐色或棕褐色茸毛。

马甲子多生长于海拔2000米以下的山地和平原，主要分布于我国江苏、浙江、安徽、江西、湖南、湖北、福建、台湾、广东、广西等地。

皇帝听了很欣慰，又问这种草药的名字。老农回答说这种草药还没有名字，不如让皇帝即刻取一个名字。皇帝想了想，问老农的名字是什么。老农回答他叫白棘。于是，皇帝便把这种草药称为白棘，并将其编入医书中。

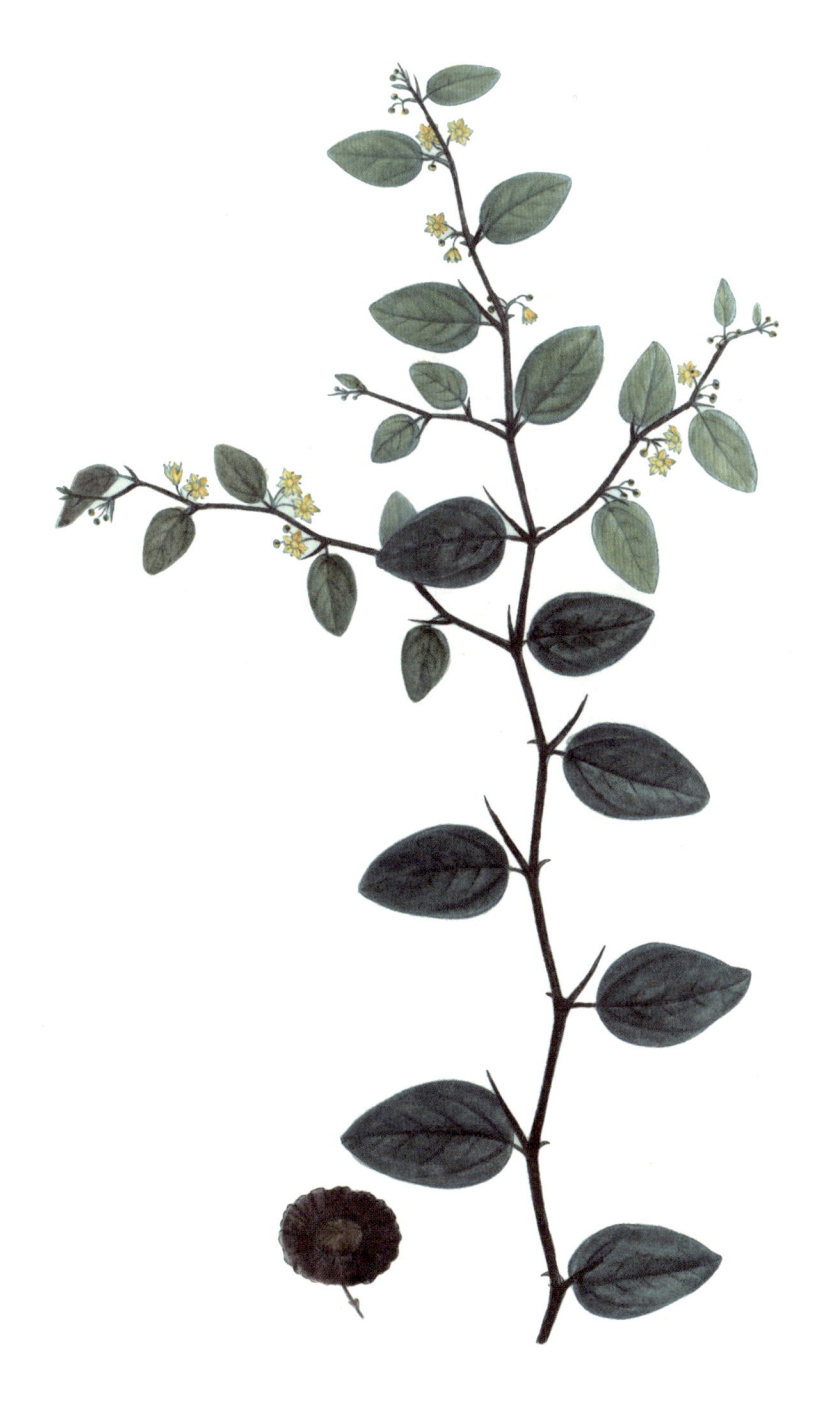

山茱（zhū）萸（yú）
果肉营养丰富的植物

别名	枣皮
分类	山茱萸科，山茱萸属
习性	喜光照，抗寒性强
功效	茱萸肉可补血固精、补益肝肾

山茱萸是一种常用的中药，具有补益肝肾、强阴益精、暖腰膝的功效。关于山茱萸，有一个这样的传奇故事。

春秋战国时期，诸侯纷争，战乱不断。太行山下赵国的村民大都以采药为生，他们每年都要把采到的名贵中药进贡给赵王。

有一天，赵王查看村民进贡的药品，看到了山萸。赵王认为山萸并不算名贵中药，下令让村民把山萸拿回去。

村民无奈，只好拿回山萸。这时，一位姓朱的御医拦住村民，将山萸要了过去，他告诉村民这种药物会有大用，叮嘱村民一定要大量种植。

几年后的一天，赵王旧病复发，腰痛难忍。朱御医见状，连忙将山萸熬成药给赵王服用。赵王服用后，腰痛的症状得到缓解，便问朱御医用的是什么药。朱御医对赵王说，他用的是之前村民进贡的山萸。赵王听后大喜，命令村民都种植山萸。

山茱萸是山茱萸科山茱萸属的一种灌木，别名枣皮。树皮灰褐色，小枝为细圆柱形；树叶对生，上面绿色，下面浅绿色；花小，两性，在树叶长出前开放，花瓣为黄色；果实呈长椭圆形，红色至紫红色。

山茱萸喜充足的光照，耐阴性较强，在山坡中下部地段、阴坡、谷地等地可以良好生长，主要分布于我国山西、陕西、山东等多个省份。

后来，赵王的妃子患了崩漏症，朱御医用山茱萸和其他药物配伍，治愈了妃子的病。赵王给了朱御医很多赏赐，并把山萸的名称改为"山朱萸"。再后来，人们为了凸显山萸的植物本性，又将"山朱萸"称为"山茱萸"。

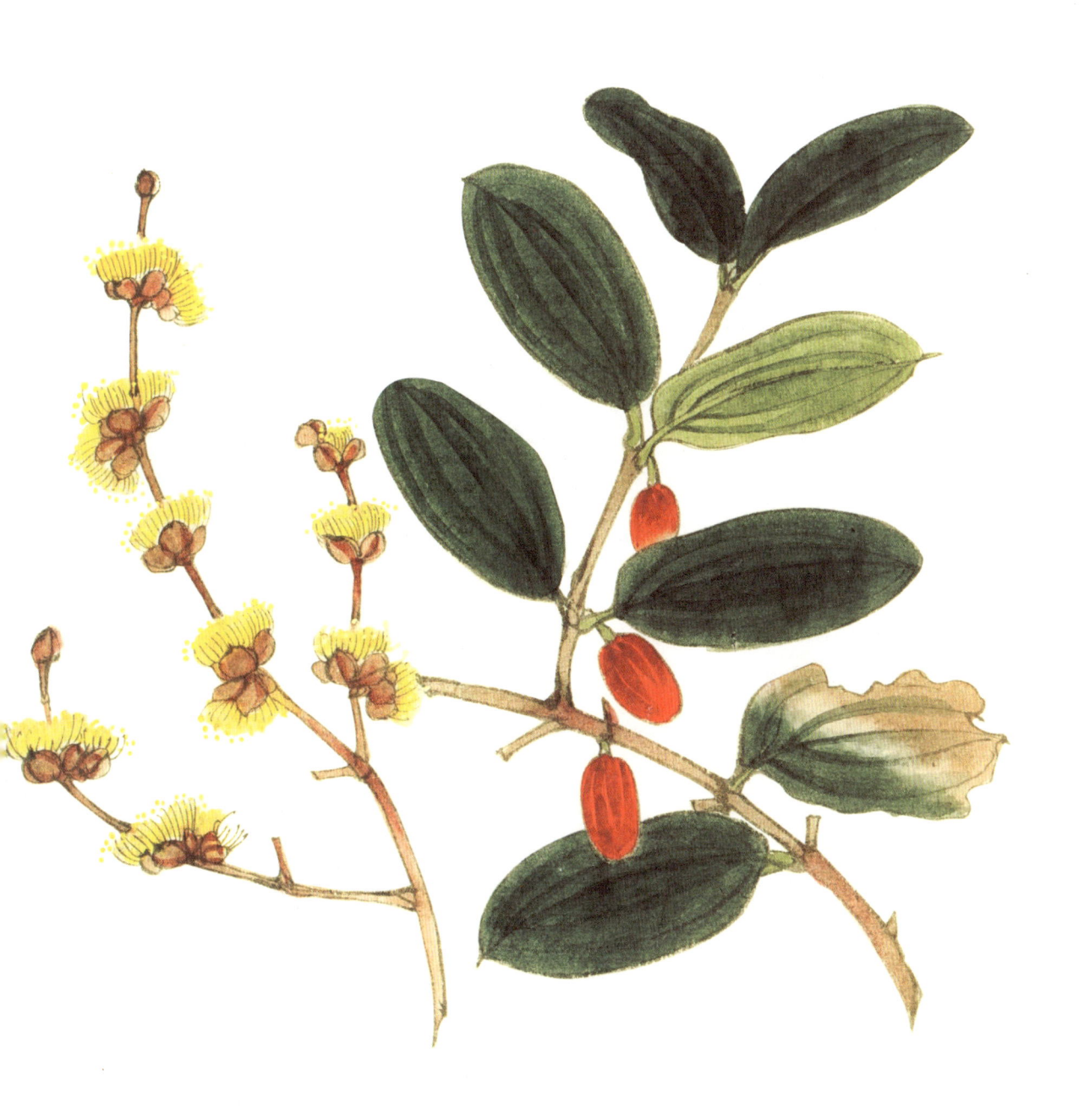

女贞

开着雪白小花的植物

别名 大叶女贞、落叶女贞
分类 木樨科，女贞属
习性 耐寒，耐水湿
功效 果实药用，可滋养肝肾

相传在秦汉时期，江浙一带有一个钱员外，膝下只有一个女儿，名为贞儿。贞儿相貌出众，精通琴棋书画，钱员外十分疼爱女儿。

贞儿十八岁的时候，钱员外为她寻觅了一桩婚事，将她许配给当地的县令。贞儿不愿嫁给县令，并对钱员外说她已经喜欢上了教她诗书的先生方子墨。钱员外见方子墨身份低微，果断拒绝了女儿的请求，并把她锁在家中。

到了出嫁的那日，贞儿不甘心嫁给县令，一头撞死在自己的闺（guī）房之中。方子墨听闻贞儿殉（xùn）情，心中悲痛，茶饭不思，不过几日便形如枯槁，头发全白。

数日后，方子墨到贞儿坟上凭吊。到了坟前，方子墨发现贞儿的坟上长出一棵枝繁叶茂的小树，树上结出了乌黑发亮的果实。方子墨摘下几颗果实放入口中，果实甘而苦，直沁心脾，他顿时情绪好了一些。

从那以后，方子墨每日到贞儿坟前摘取果实。过

女贞是木樨科女贞属的一种灌木，别名大叶女贞、落叶女贞。女贞树皮灰褐色，树枝灰色、紫红色或黄褐色；叶片绿色，呈卵形或宽椭圆形；果实呈肾形，深蓝黑色，成熟时为红黑色。

女贞耐寒性强，耐湿，喜光，喜温暖湿润气候，对土壤适应性很强，适宜种植于土层深厚、肥沃、湿润的土壤中，主要分布于我国长江以南至华南、西南各省区市，向西北分布至陕西、甘肃。

了几天,他的白发重新变回黑色。方子墨大惊,深情吟道:"此树即尔兮,求不分离兮。"

后来,人们便把这种树称为"女贞",并将它的树叶、果实当作药物使用。

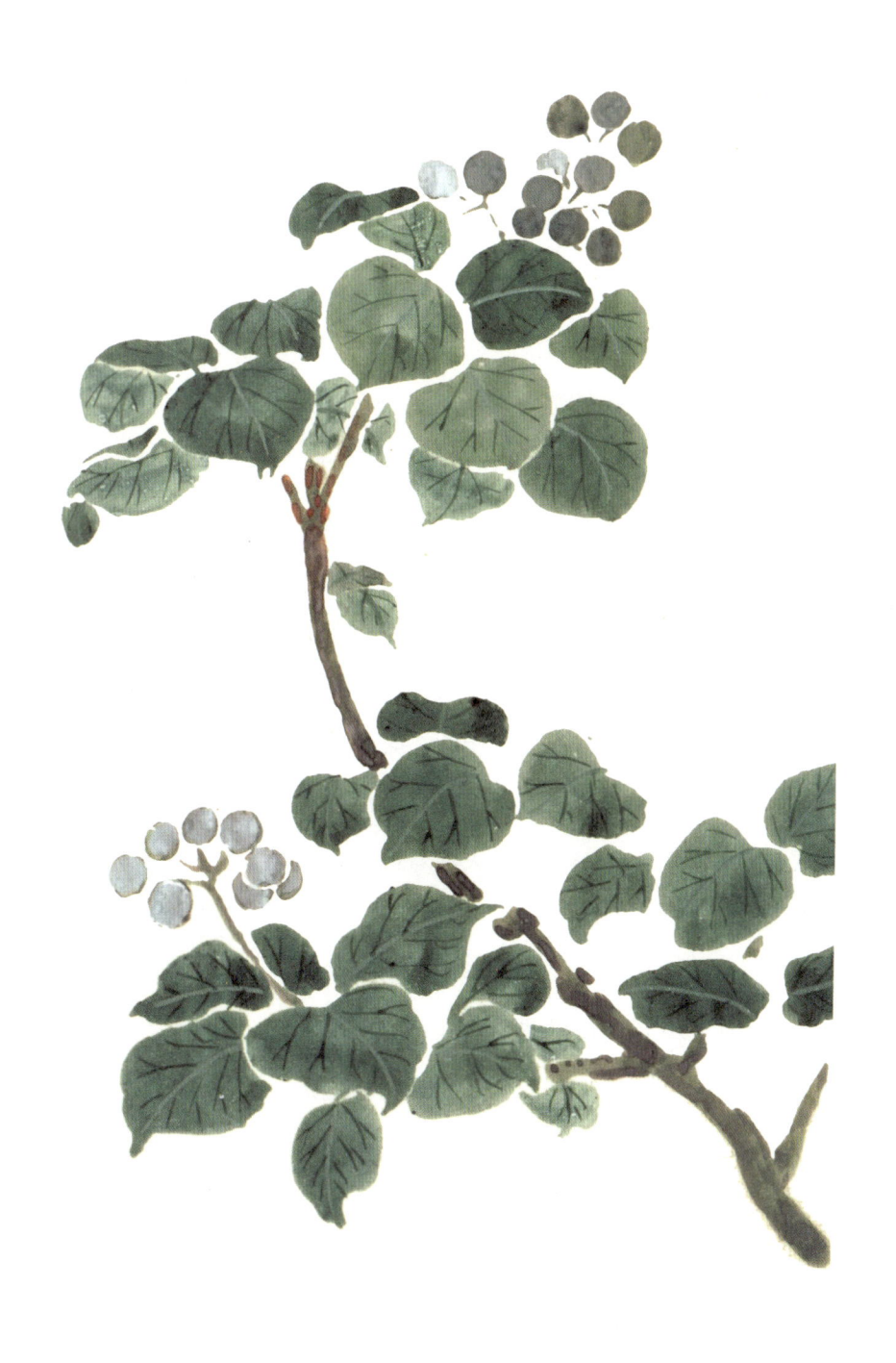

冬青

园林中最常见的绿化树木

别名	不冻紫
分类	冬青科，冬青属
习性	喜温暖气候
功效	根皮入药，清热、解毒、消炎

《本草纲目》载，冬青气味甘、苦，性凉，无毒。

相传，有个叫作花晨的姑娘，嫁给了一个老实的农夫。两人都没了父母，同病相怜，婚后十分恩爱。不料，婚后不到半年，丈夫便被抓去当兵，只留花晨一人独守空房。

丈夫当兵去后，花晨整天以泪洗面，盼望着丈夫能够早日归来。就这样过了三年，丈夫还是杳无音信。花晨苦苦等待却没有结果，最终病倒在床。

弥留之际，花晨对邻居说："我死后，麻烦你在我的坟前栽一棵冬青树。万一我的丈夫活着回来，这棵树就代表我对他永远不变的心意。"

花晨死后，邻居按照她的遗言在她的坟前种了一棵冬青树。两年后，冬青树长得枝繁叶茂。

后来，有一天，花晨的丈夫回来了，邻居把他带到花晨的坟前，把花晨的遗言告诉了他。丈夫在坟前哭了三天三夜，伤心过度，也病倒了。

不久，花晨坟前的冬青树竟然开出了花，还结了

冬青属于冬青目冬青科冬青属常绿乔木，别名不冻紫。树皮灰黑色或当年生小枝浅灰色，具细棱；树叶薄革质至草质，边缘有浅圆锯齿，晒干后为深褐色；花淡紫色或紫红色，花瓣开放时反折；果实长球形，成熟时为红色。

冬青生于海拔500～1000米的山坡常绿阔叶林中和林缘，常生长于山坡杂木林中，属于亚热带树种，喜温暖湿润气候，耐寒性和耐阴性比较强，适宜种植于肥沃湿润、排水良好的酸性土壤中。

很多豆粒大的果实。村民都说冬青树成仙了，吃了它的果实人也可以成仙。花晨的丈夫心想，能成仙当然好，如果不能成仙而是中毒死了，还可以和爱妻见面，于是，他摘了几颗果实吃了下去。

　　吃了几天，花晨的丈夫既没有成仙也没有死，反而病慢慢好了。人们发现冬青树的果实是一种良药，便纷纷种植冬青树，并用它的果实入药。

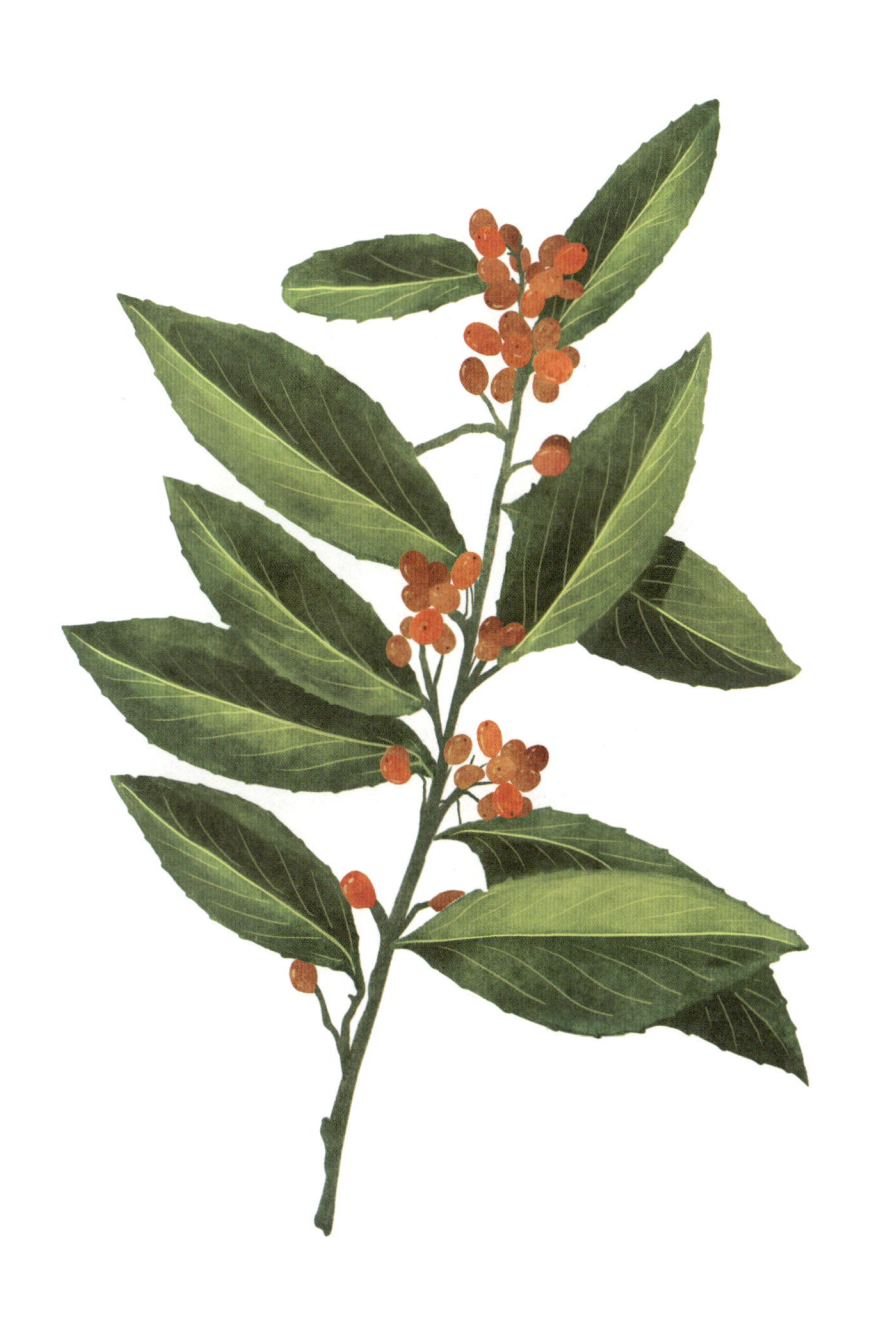

细柱五加

根皮能泡酒的树木

别名 五叶木、白刺尖

分类 五加科、五加属

习性 耐阴性强，对土壤适应性强

功效 根皮制药酒可强筋骨、祛风湿

　　细柱五加，中药称"五加皮"，它的根皮可以入药，具有缓解疲劳、祛风湿、强腰膝的作用，可以治疗筋骨拘挛（luán）、手足麻木、关节疼痛等病症。

　　相传很久以前，浙江西部新安江畔有一个叫作郅（zhì）中和的青年。郅中和掌握祖传的酿酒工艺，他酿造的酒非常醇厚，附近的人都喜欢到他家买酒。

　　有一天，东海龙王的五公主佳宁想欣赏凡间的景色，便偷偷溜出龙宫。佳宁来到新安江畔，看到很多人都在同一家酒馆买酒，感到十分好奇，便随着人们去郅中和的酒馆看热闹。

　　佳宁看到郅中和相貌堂堂，为人淳朴善良，心生爱慕。不久，两人结为夫妻，以卖酒为生。

　　佳宁见当地很多百姓都患有风湿病，便建议郅中和酿造一种可以祛风湿、强健筋骨的酒。在佳宁的指点下，郅中和在酿酒的时候加入五加皮、玉

　　细柱五加是五加科五加属的一种灌木，别名王叶木、白刺尖。细柱五加根皮可制药酒。树枝为灰棕色；树叶在长枝上互生，在短枝上簇生，常有细刺；花瓣为长圆状卵形；果实为扁球形。4—8月开花，6—10月结果。

　　细柱五加耐阴性较强，对土壤要求不高，常生长于灌丛、林缘、村落或山坡路旁，在我国大部分地区均有分布。

竹、甘松等名贵中药，并把这种酒叫作"郅中和五加皮酒"。

此酒酿造成功后，酒香四溢，附近的达官显贵、普通百姓纷纷来品尝这种酒，并对这种酒赞不绝口。从此，郅中和酒馆的生意做得越来越好。

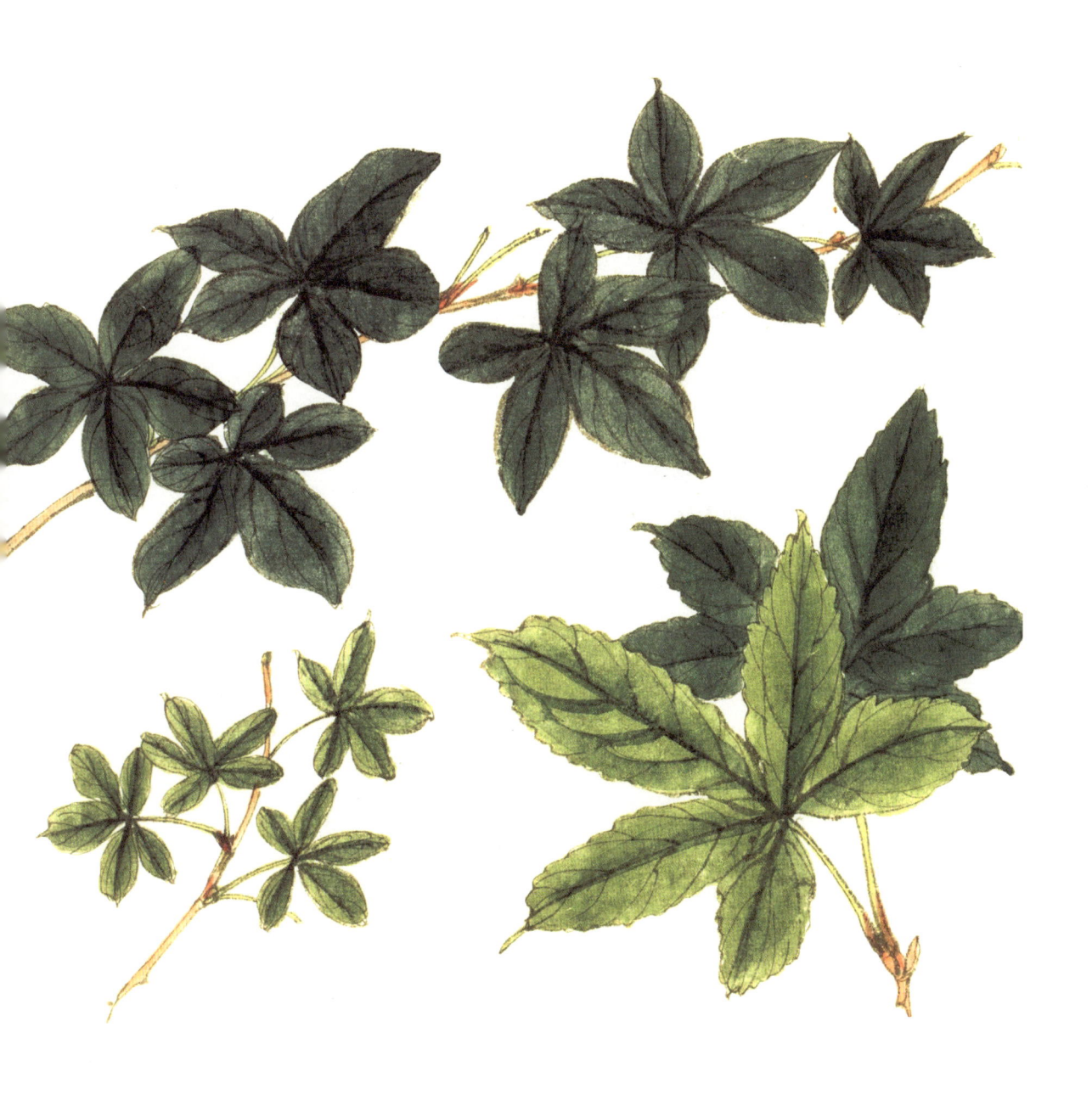

枸(gǒu)杞(qǐ)
果实能养生的植物

别名 狗牙根
分类 茄科，枸杞属
习性 喜冷凉气候，耐寒力很强
功效 根皮可解热止咳

枸杞的药用价值极高，有解热止咳、延年益寿等功效。中药所称的地骨皮，就是枸杞的根皮。地骨皮可以清热、凉血，具有治疗肺热咳喘、吐血、虚劳潮热的功效。

相传很久以前，有位太后经常胸闷，眼睛模糊，看不清东西。宫里的太医几番诊治，开了很多药方，但是都不见效果。太后非常生气，想要处置为她治病的太医。

朝中钱将军知道这件事情后，和太医说起了他母亲患病的事情。

原来，钱将军的母亲也曾经患过和太后类似的病，找了很多大夫都没有治好。后来，一个郎中告诉他，枸杞的根皮可以治疗他母亲的病。钱将军命人挖来枸杞，洗净之后剥下根皮，让下人熬成汤药给母亲服用。他的母亲喝了几天汤药后，病慢慢地好了。

众太医听完，都觉得枸杞根皮是一种良药。后来，太后命钱将军回乡取枸杞根皮。没几天，钱将军

> 枸杞是茄科枸杞属的一种灌木，别名狗牙根。枸杞枝条细弱，呈淡灰色，有纵条纹；树叶稍厚，呈卵形、长椭圆形或卵状披针形；花为淡紫色，边缘有缘毛，柱头绿色；果实红色，呈卵状。
>
> 枸杞喜冷凉气候，耐寒力很强，多生长于山坡、盐碱地、路旁、荒地、丘陵地或村边住宅旁，主要分布于我国西北地区。

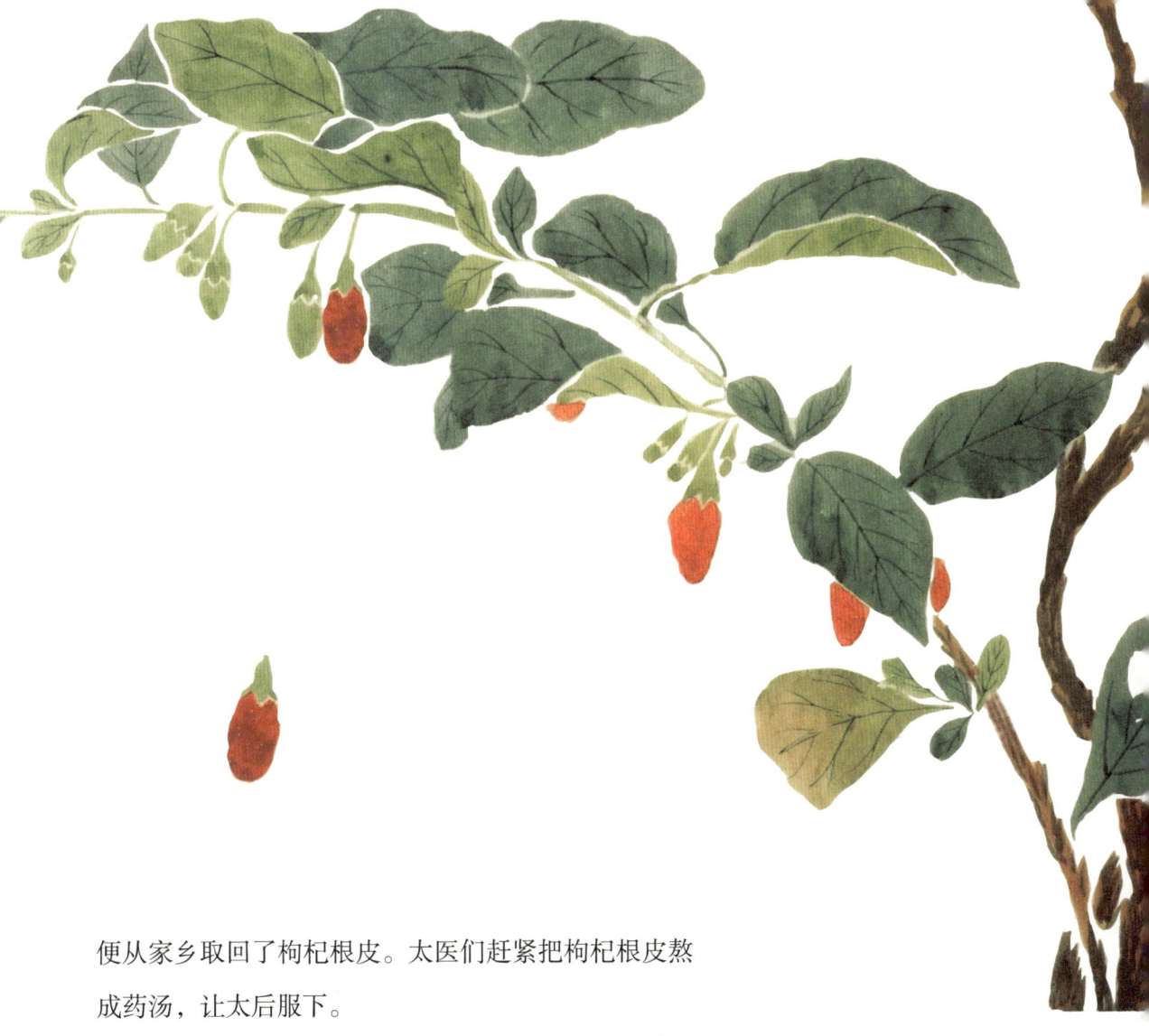

便从家乡取回了枸杞根皮。太医们赶紧把枸杞根皮熬成药汤,让太后服下。

几天后,太后的眼睛渐渐明亮了,精神也好了很多。枸杞的"枸"与"狗"同音,为了避免太后生疑,钱将军便告诉太后这种药叫作地骨皮。太后觉得这个名字很好,象征着她可以与天地同寿,赏赐了钱将军很多金银。

从此,枸杞的根皮便被称为地骨皮。

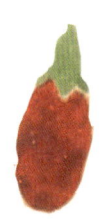

牡荆

拥有奇特树桩的植物

别名	黄荆、小荆
分类	马鞭草科，牡荆属
习性	喜光，耐寒、耐旱
功效	新叶入药，止痛除菌

《本草纲目》载，牡荆叶味辛、苦，性平，具有祛风解表、除湿杀虫、止痛除菌、祛痰、镇咳平喘等功效。

相传很久以前，在三苗有一个村庄，村庄里住着一对母女，女儿叫静怡。静怡的父亲几年前去当兵了，只留她和母亲两个人在村庄里生活。她的母亲为了生计，经常在村中干些洗衣、纺织的零活。

有一天，静怡上山捡拾柴火，看到山中有一个身穿白衣的男子，他的腿受伤了。静怡心生怜悯，帮助这个男子包扎了伤口。男子再三感谢后，下山了。

过了几天，静怡的母亲突然患了咳疾，咳嗽不止。静怡找了几个大夫给母亲诊治，可咳疾依旧没有好转。静怡心急，却不知道怎么办才好。

这时，一个白衣男子突然来到静怡家中。静怡一看，这个白衣男子正是前几天她在山上遇到的那个男子。原来，这个男子本是天上的树神，名叫牡荆。他落难的时候，得到了静怡的帮助，这番正是前来报答

牡荆是马鞭草科牡荆属的一种落叶灌木，别名黄荆、小荆。牡荆小枝四棱形；树叶对生，掌状复叶，叶片顶端渐尖，边缘有粗锯齿；花冠淡紫色；果实近似球形，呈黑色。花期为6—7月，果期为8—11月。

牡荆喜光，喜温暖湿润气候，耐寒、耐旱、耐瘠薄，对土壤的适应性较强，分布于我国华东各省及河北、湖南、四川、贵州等省份，常生长于山坡路边灌丛中。

静怡的。

牡荆将一些牡荆叶交给静怡,告诉她这些树叶可以治她母亲的病。静怡把这些牡荆叶熬成药汤,让母亲服用。几天后,母亲的病果然好了。

后来,静怡和牡荆因为互相爱慕,结为夫妻。牡荆在村庄里开了一个小药铺,并以此为生。

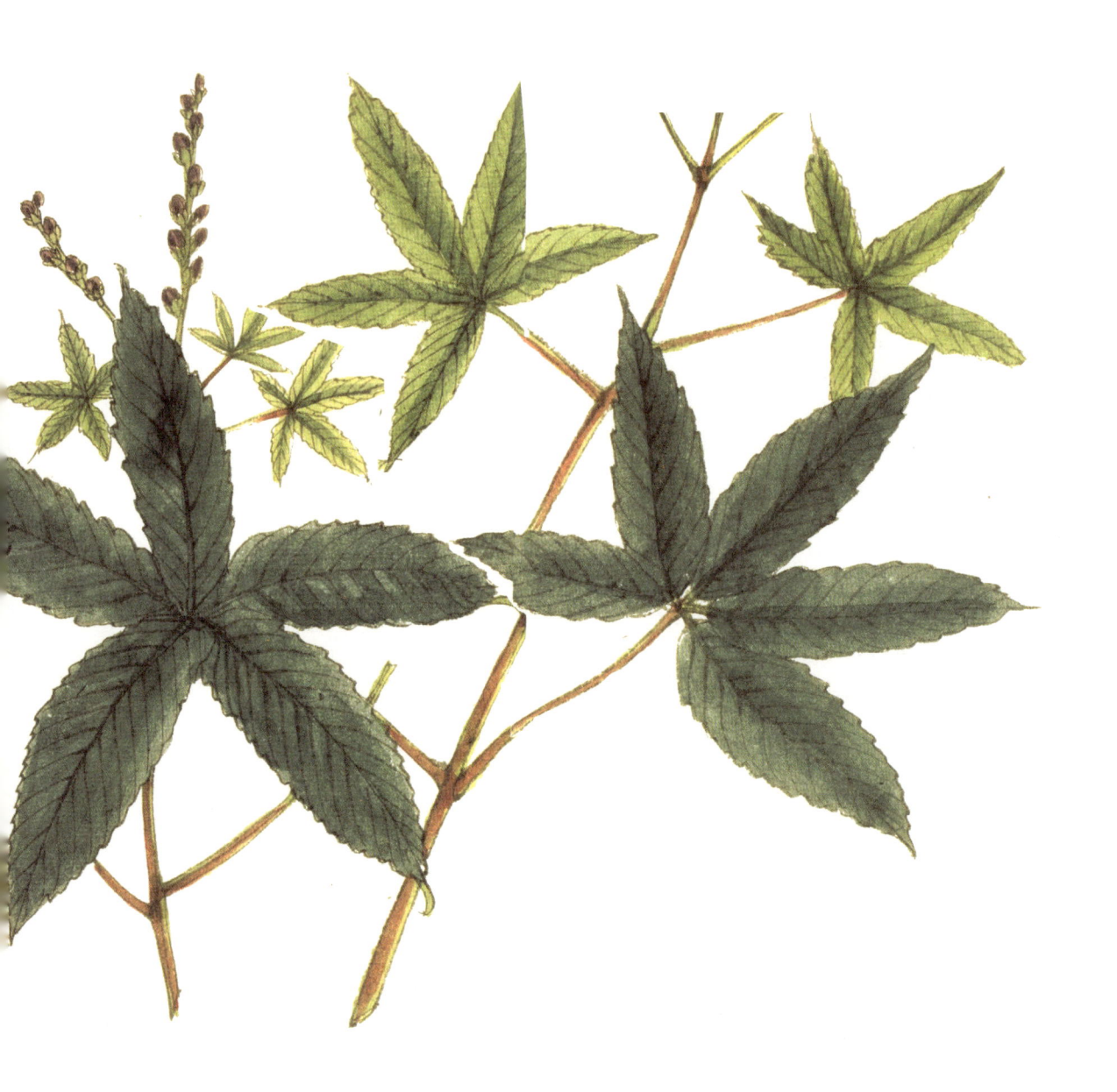

蔓（màn）荆
能在荒滩生长的植物

别名 三叶蔓荆、白叶
分类 马鞭草科，牡荆属
习性 喜充足阳光，耐高温
功效 果实入药，治感冒风热

江西有一个叫作多宝的地方，每到秋季，多宝乡的沙山上满山都是蔓荆，树上挂满了蔓荆子。蔓荆子是当地的一种中药材，当地人靠买卖这种药材谋生。

多宝居住着两姐弟，姐姐叫夏莹，弟弟叫夏峰。他们的父母早逝，两个人相依为命，靠砍柴为生。

一天，夏峰上山砍柴，到了深夜都没有回来。夏莹十分着急，便到山上去找弟弟。走到半山腰，看见路边有一捆柴，夏莹以为弟弟遇难了，于是坐在路旁痛哭起来。

这时，一个老者走到夏莹面前。他告诉夏莹，旁边的石缝里面住着一个沙精，兴许她的弟弟是被沙精抓走了。老者给了夏莹一根拐杖和一块蓝布，并说用这两样东西可以制服沙精，救出她弟弟。

夏莹拿着拐杖敲开石缝，进入沙精的洞穴。在洞穴里，夏莹找到了老者所说的沙精和自己的弟弟。夏莹按照老者的吩咐，将蓝布盖在沙精身上。忽然，狂风大作，蓝布变成一张巨网将沙精罩住。不一会儿，

蔓荆是马鞭草科牡荆属的一种落叶灌木，别名三叶蔓荆、白叶。蔓荆树皮有香味；小叶片表面绿色，背面密被灰白色茸毛；花萼钟形，外面有茸毛，花冠蓝紫色或淡紫色；果实近似圆形，成熟时呈黑色。

蔓荆喜光，耐高温，较耐旱，适宜种植于土层深厚的沙滩荒洲上，在我国福建、台湾、广东、广西、云南等省均有分布。

沙精变成了青绿色的蔓荆树。

夏峰在洞中被沙精所伤，身体非常虚弱。老者采摘了一些蔓荆果实，让夏峰吃掉。夏峰服用后，立刻痊愈了。后来，人们就用蔓荆结出的果实入药，把它当作能明目去热、消肿止痛的药材。

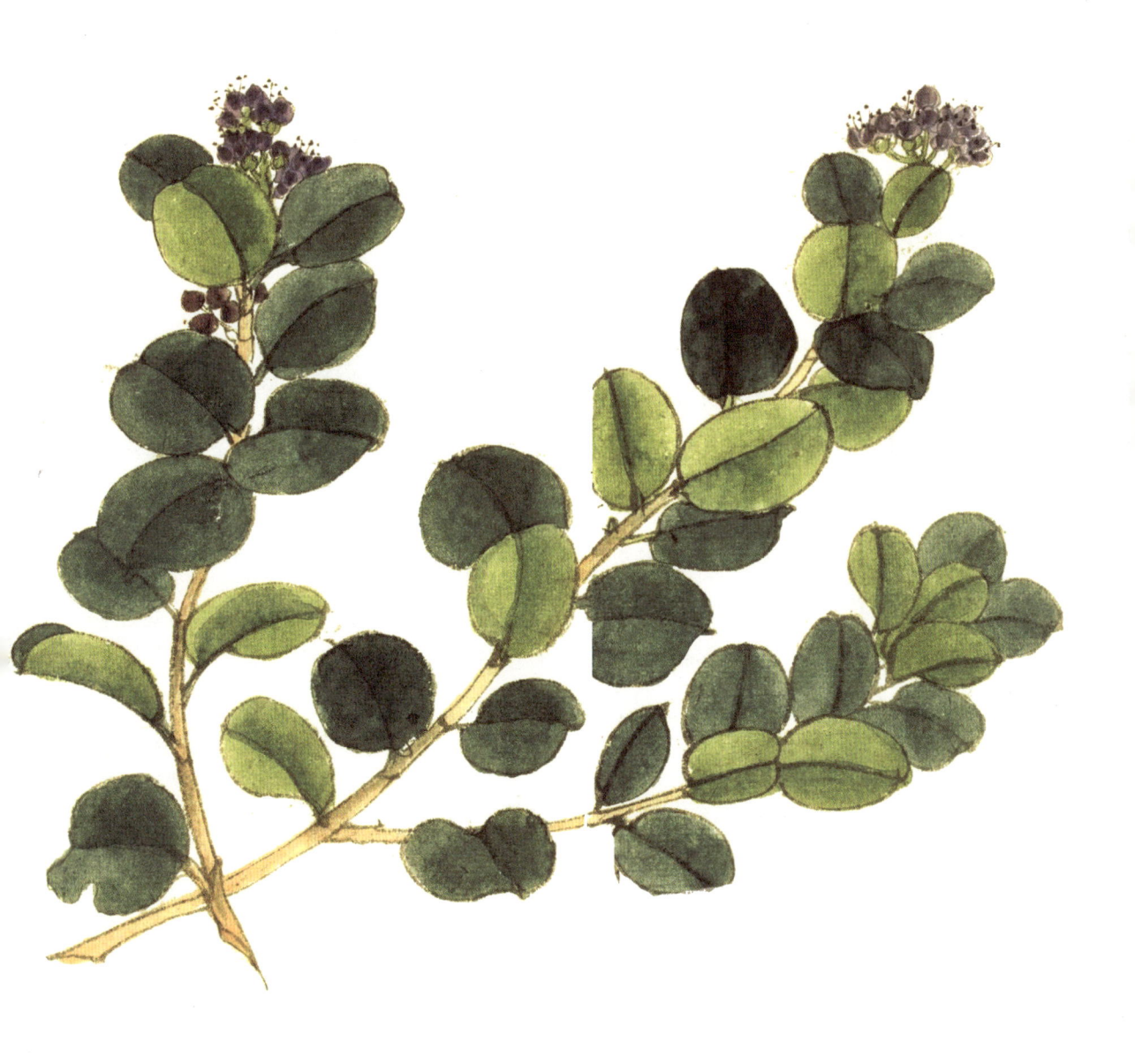

黄杨

可做木雕的树木

别名	瓜子黄杨、锦熟黄杨
分类	黄杨科，黄杨属
习性	喜光，耐阴
功效	根叶入药，祛风除湿

相传，古时有一个村庄位于一座荒山下。由于地势偏僻，加上村民种植粮食的技术不高，粮食作物很难生长，人们每天都吃不饱。久而久之，这里的人们打算离开荒山。

这时，一对善于种植植物的夫妇路过这里，他们看到这里的人因为粮食不够，每天挨饿，于心不忍，决定住在这个地方，教授村民如何种植粮食。他们还收集黄杨叶及各种草药帮助村民治病。

一年后，这里的村民都学会了种植粮食的技术，秋收时收获了很多粮食。不仅如此，他们还学会了辨别山上的草药，然后拿这些草药去荒山外的集市换取更多的食物和物品。几年后，这里的村民过得越来越好。

这对夫妇见村民们安居乐业，也决定定居在这里。数年后，这对夫妇去世，村民们为他们修建了祠堂，并且家家户户都种下了黄杨树，以此作为对他们的深深怀念。

黄杨是黄杨科黄杨属的一种灌木，别名瓜子黄杨、锦熟黄杨。黄杨树枝圆柱形，灰白色，小枝四棱形；树叶表面光亮；花序腋生，花密集，花期为3月；果实近似球形，果期为5—6月。

黄杨喜光，耐阴，在一般室内外条件下都能良好生长，对土壤的适应性比较强，在微酸性、微碱性或石灰质土壤中都可以生长，主要分布于我国陕西、甘肃、湖北、四川、贵州、广西、广东、江西等地。

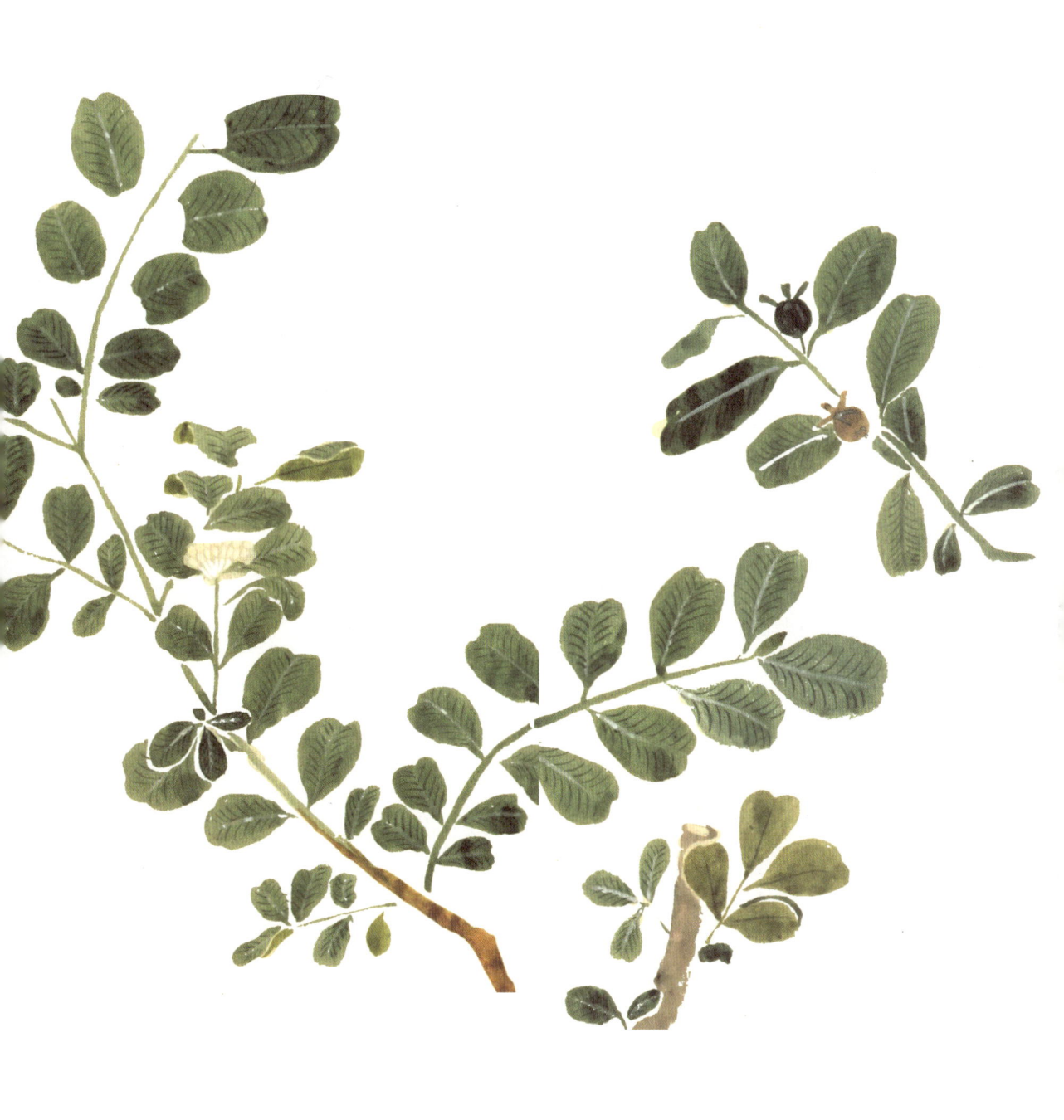

第二章　灌木类：那些低矮丛生的树木 | 061

接骨木

能治疗骨折的植物

别名：九节风、续骨草
分类：荚蒾科、接骨木属
习性：喜向阳、稍耐荫蔽
功效：茎枝入药，活血止痛

据载，古时候有一个著名的接骨大夫，他自制的接骨药方对医治骨折有很好的疗效，因此被人们称为接骨神医。据神医说，这种接骨医术是"神医蜈蚣"教给他的。

一天，这位大夫在大树下休息。突然，一条蜈蚣向大夫飞速爬来，大夫立刻起身拔刀，把蜈蚣斩成两段。就在大夫以为蜈蚣已经死了的时候，草丛中竟悄然出现另一条蜈蚣，它径直朝着被砍成两段的同类爬去。

这条蜈蚣在被斩断的那条蜈蚣身体周围转了一圈，然后用嘴碰了那条蜈蚣一下，见那条蜈蚣没有反应，便匆忙爬走了。

不一会儿，这条蜈蚣嘴里衔着一片嫩绿的叶子又爬了回来，只见它先把两截蜈蚣身体放在一起，然后把嫩绿的叶子放在被斩断的地方。

又过了半个时辰，那条被斩断的蜈蚣身体居然又连在一起。它慢慢蠕（rú）动了几下，然后和后来的蜈蚣一起爬进了草丛里面。

接骨木是荚蒾科接骨木属的一种灌木。茎无棱，分枝比较多，灰褐色，可入药；树叶对生，小叶边缘具不整齐锯齿；圆锥形聚伞花序顶生；果实为红色，极少为蓝紫黑色。

接骨木喜光，对气候要求不严，耐阴、较耐寒、耐旱，适应性比较强，常生于林下、灌木丛中或平原路上，主要分布于我国黑龙江、山西、山东等省份。

大夫很震惊,他立刻捡起遗留在地上的叶子。经过仔细辨别后,他认出这是一种树上的叶子。他猜想这种叶子可能有续筋骨的作用,便找到这种树采摘了一大包叶子。

第二天,他将叶子捣碎,然后把一只公鸡的腿折断,再把叶子敷在鸡腿上,并包扎好。过了三天,大夫解开鸡腿上的布一看,鸡腿竟然接到了一起。

大夫欣喜,从此便用这种树的树叶医治骨折的病人。后来,人们便把这种树叫作接骨木。

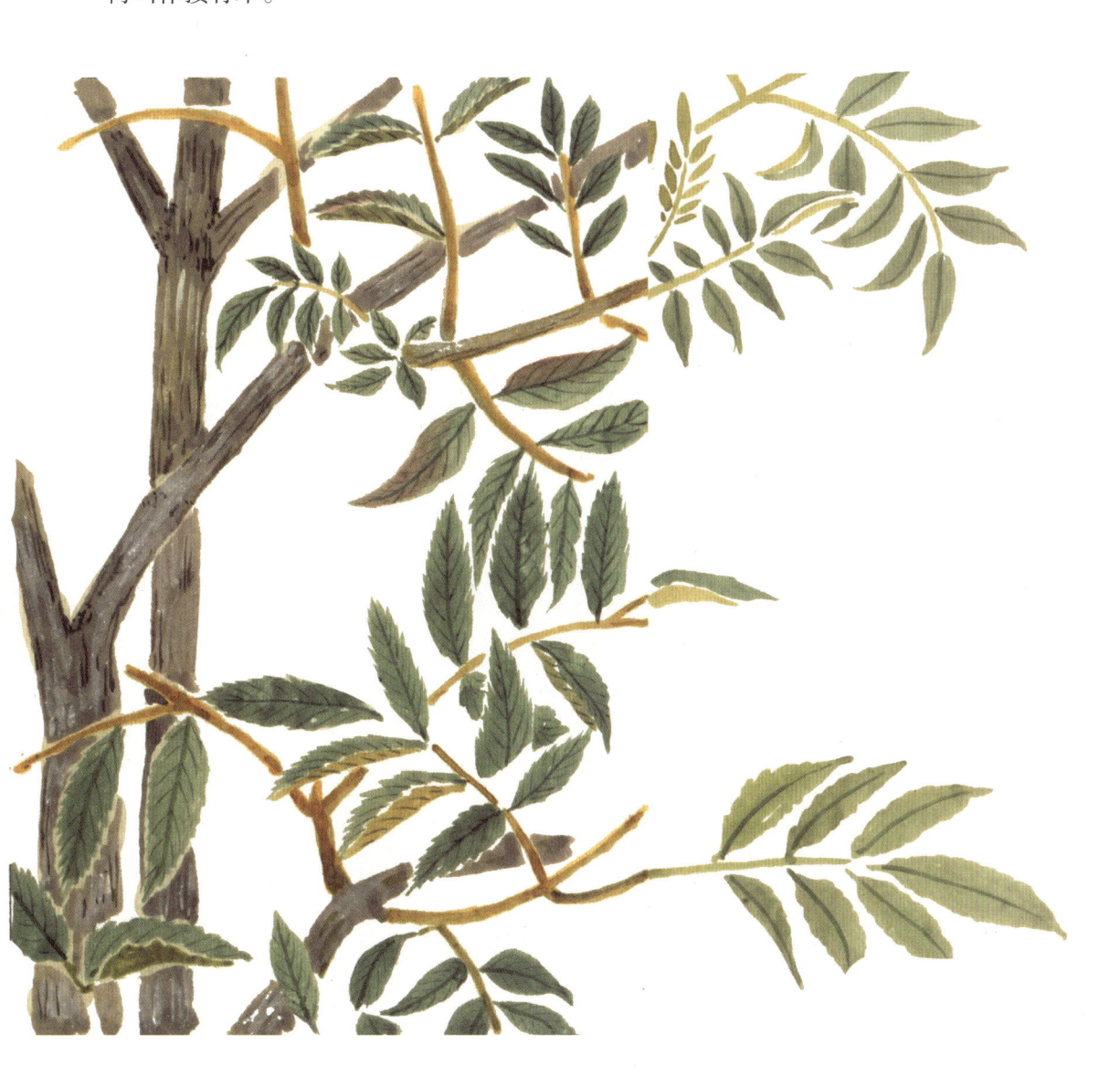

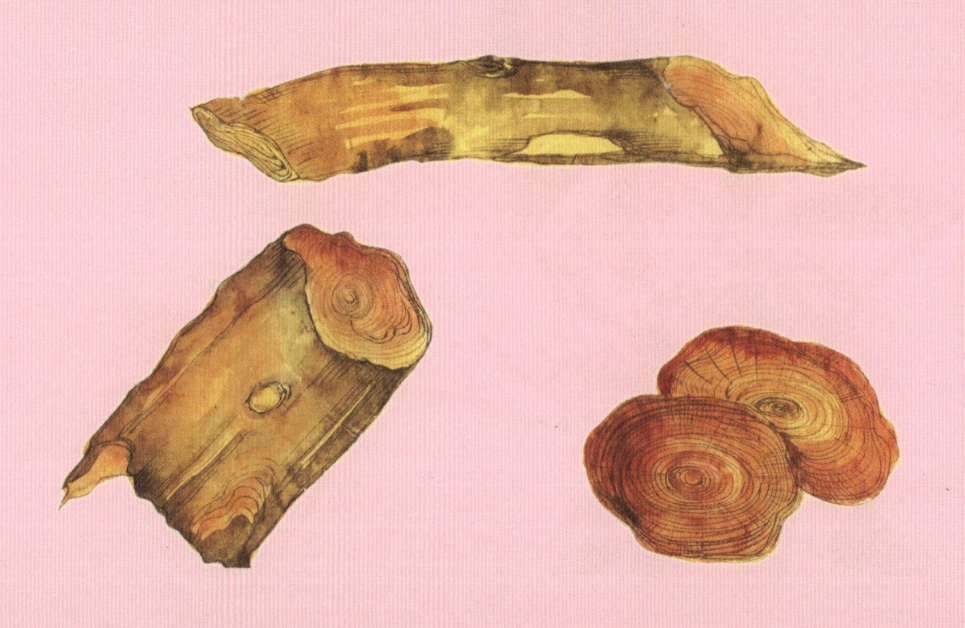

第三章

香木类：带有奇异香味的植物

紫玉兰

芳香淡雅的绿化植物

别名 木笔、辛夷
分类 木兰科,玉兰属
习性 喜光,较耐寒
功效 干燥花蕾入药,可祛风寒

相传,古时候有一位姓曹的秀才,他早年娶妻,夫妻二人十分恩爱,婚后一年妻子生了一个女儿。

有一年,曹秀才突然得了一种鼻孔流脓水的病。患病后,他经常鼻塞不通,鼻涕长流,味道腥臭。同村的人见了他都退避三舍,就连自己的妻子和女儿也开始嫌弃他,不愿意和他共处一室。

曹秀才为此寻遍名医,用了很多药物,但疾病总是不见好。

一天,他为了逃避他人异样的眼光,来到山林中,在一棵古树下大哭。一个路过的樵(qiáo)夫看到他,问他为何伤心。他向樵夫说了自己患病的情况。樵夫告诉他,这种病不难医治,北山上就有一种药可以治疗这种病。

曹秀才一听,心中欢喜,连忙拿出银两追问药名。樵夫笑了笑,对他说:"区区小事,不足挂齿。"樵夫说完,用手指了指前面的山头,然后走了。

曹秀才按照樵夫的指点,到前面的山上寻找这

> 紫玉兰是木兰科玉兰属的一种植物,别名木笔、辛夷。树皮灰褐色;小枝绿紫色或淡紫色,花叶同时开放,外面紫色或紫红色,内面带白色,呈椭圆状倒卵形;聚合果深紫褐色,圆柱形。
>
> 辛夷喜光,喜温暖湿润气候,在平地、丘陵地区均可栽培,主要分布于福建、湖北、四川、云南西北部,生长于较温暖的地区。

种药。到了目的地，他发现这里树叶茂盛、花大，香气四溢。他采了一些花蕾，煎水服用数天，果然好了。妻子问他这种花的名字，他觉得这药是樵夫暗言指点得来的，便叫它"心意花"。后来，人们又把它称为"辛夷花"。

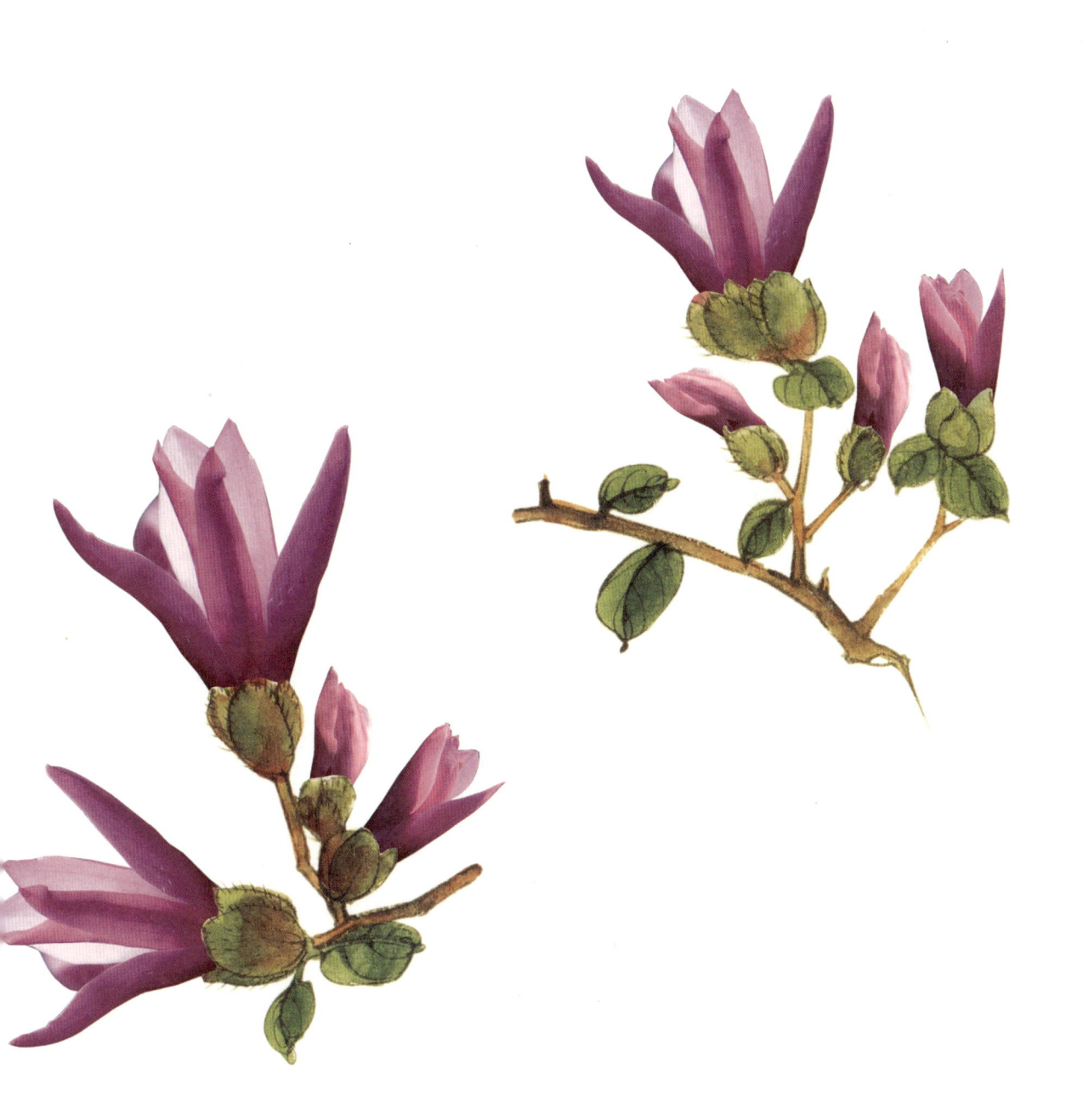

土沉香

能作名贵香料的植物

别名 沉香、芫香
分类 瑞香科，沉香属
习性 喜湿润气候
功效 沉香入药，可行气止痛，温中止呕

古时，有一个叫作张毅的酒馆老板。一天早上，张毅起床后，发现自己的脸变得很黑。他的妻子吓坏了，赶紧请镇上的大夫来诊治。

大夫诊治后，对他们说："这是不治之症，古书记载，色青如草者死，黑如煤者死，赤如血者死，白如枯骨者死。你面色黑如煤，恐怕是活不过一个月了，还是早点准备后事吧。"从此，张毅意志消沉，无心经营酒馆，整日在家中等死。他的妻儿十分恐慌，日夜哭泣。

一天，一个江湖神医路过此地，询问这件事情。

神医说："镇上大夫说得并不假，古书上确实记载了这些症状，但指的都是久病之人。你的病是突发的，并且脉象没有衰弱，脸黑是秽（huì）气熏蒸的结果。"

张毅想起那天晚上腹痛，如厕时臭气熏天，便知果真如神医所言，于是立刻向神医询问医治的方法。

神医告诉他："祛除秽气可用沉香，你买沉香二

土沉香是瑞香科沉香属的一种乔木，别名沉香、芫香。树皮暗灰色，几光滑，纤维坚韧；树叶革质，上面暗绿色或紫绿色，下面淡绿色；花黄绿色，味道芳香，花药长圆形；果实卵球形，种子褐色，卵球形。

土沉香生于低海拔的山地、丘陵以及路边阳处疏林中，主要分布于我国广西、广东、海南等省区。自古以来，沉香都被视为一种名贵香料。

两,碾(niǎn)碎放于炉中,在蚊帐内熏蒸,你端坐床上,两个时辰之后便可治愈。"

张毅按照神医的指示,在房中熏香。两个时辰以后,他大汗淋漓,症状渐渐消失。张毅从房中出来,妻儿见他的脸已经恢复如初,顿时喜极而泣。

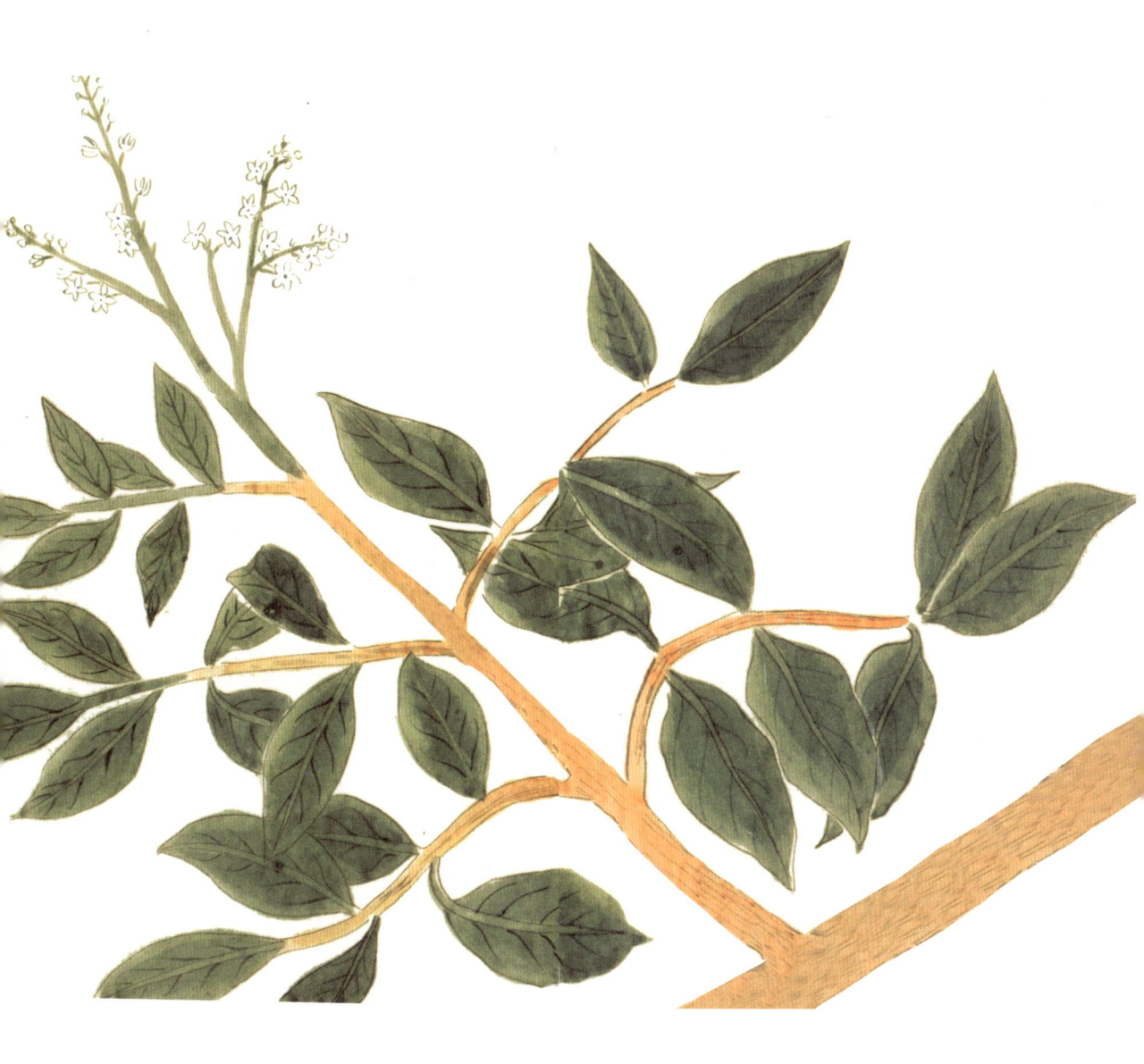

檀（tán）香

全身是宝的"黄金之树"

别名 浴香

分类 檀香科，檀香属

习性 对土壤的肥力要求较高

功效 根与主干可提炼檀香精油

檀香香味浓郁，可以缓解神经紧张和焦虑，还具有治疗咽喉疼痛、干咳等功效。

很久以前，有个村庄里住着一对夫妻。丈夫叫张敬然，妻子叫何袅袅。何袅袅美艳动人，张敬然相貌英俊，并且他们的身上有一股异香，两人伉（kàng）俪（lì）情深，村庄的人都羡慕他们。

一天，一伙强盗听说了张何夫妇，便派人把何袅袅抓到山上，想要强娶她。何袅袅被抓上山后，一见到花就哭，她对强盗说，这种花香和她丈夫身上的味道一样。强盗不信，又派人把张敬然也抓上山。

张敬然上山后，强盗闻到他身上果然有浓浓的檀香，味道十分美妙。强盗心想，张敬然肯定是故意把香涂到身上的，便让张敬然去洗澡。没想到，张敬然洗完澡后，身上的香味更加浓烈。

强盗询问原因，张敬然说，曾经有一个高僧

檀香是檀香科檀香属的一种常绿小乔木，别名浴香。檀香树枝圆柱状，带灰褐色，具条纹；树叶呈椭圆状卵形；大多数花为淡绿色，花期在5—6月；果实成熟时为深紫红色至紫黑色，果期在7—9月。

檀香耐水性比较差，根部最忌积水，对土壤的肥力要求比较高，主要分布于我国广东、台湾等地区，适宜生长在温度为23℃～35℃，降雨量在600～1600mm之间的地域。

送了他一瓶檀香精油。这种精油不仅可以防腐、防虫，还有安神的功效。强盗对檀香精油好奇不已，便告诉张敬然可用檀香精油换取他的妻子。张敬然把檀香精油给了强盗之后，强盗将他们放了回去。

张敬然把檀香精油给了强盗之后，强盗每天都使用檀香精油，它独特的香味竟有使心灵沉静、平和的奇效。在檀香的熏陶下，强盗身上的粗鲁与野性逐渐消退了。

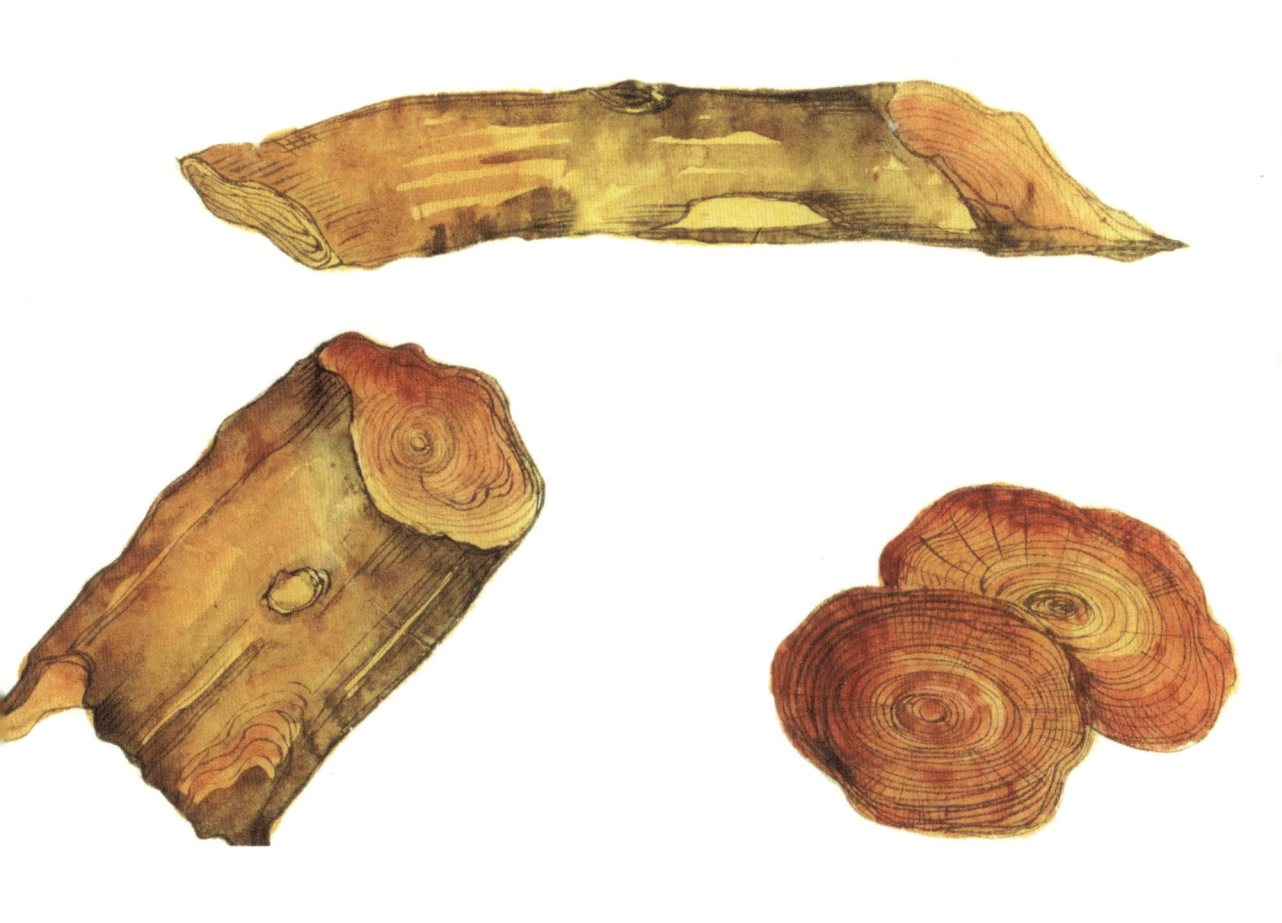

楠木
驰名中外的珍贵用材树木

别名 桢楠、雅楠
分类 樟科，楠属
习性 喜光照，耐荫蔽
功效 木材珍贵，可制高档家具

古时候，有一个叫作徐林的木材商人。有一次，他经过江西赣（gàn）江时，一条大船不小心碰到了徐林所乘的木筏（fá），船主仗着财势让徐林赔偿。

恰好徐林的舅父是此地的巡抚，徐林便请舅父来帮忙。他的舅父来到江边，帮助徐林解决了麻烦，并索要了赔款。

徐林为了感谢舅父，回到家中用山上的楠木做了一个精美的食盒，并装上精美菜肴、糕点，前往拜访舅父。可是，他的舅父恰好要去巡视，便让徐林先把饭菜放下，等他办完案子回来再吃。

可等他的舅父办完案子回到家后，早已忘记食盒的事情。等仆人发现食盒的时候，已经是一个月后了，可神奇的是，里面菜肴（yáo）的味道竟鲜美如初！人们听说后，便把楠木奉为神树，并立下祖训，子孙后代都不能砍伐楠木。

楠木是樟科楠属的一种乔木。树干通直，小枝比较细，有棱或近于圆柱形；树叶椭圆形，上面光亮无毛或沿中脉下半部有柔毛，下面密被短柔毛；花中等大，外轮卵形，内轮卵状长圆形，花期在4—5月。

楠木主要分布于我国湖北、湖南等地，常生长于海拔1500米以下的阔叶林中。

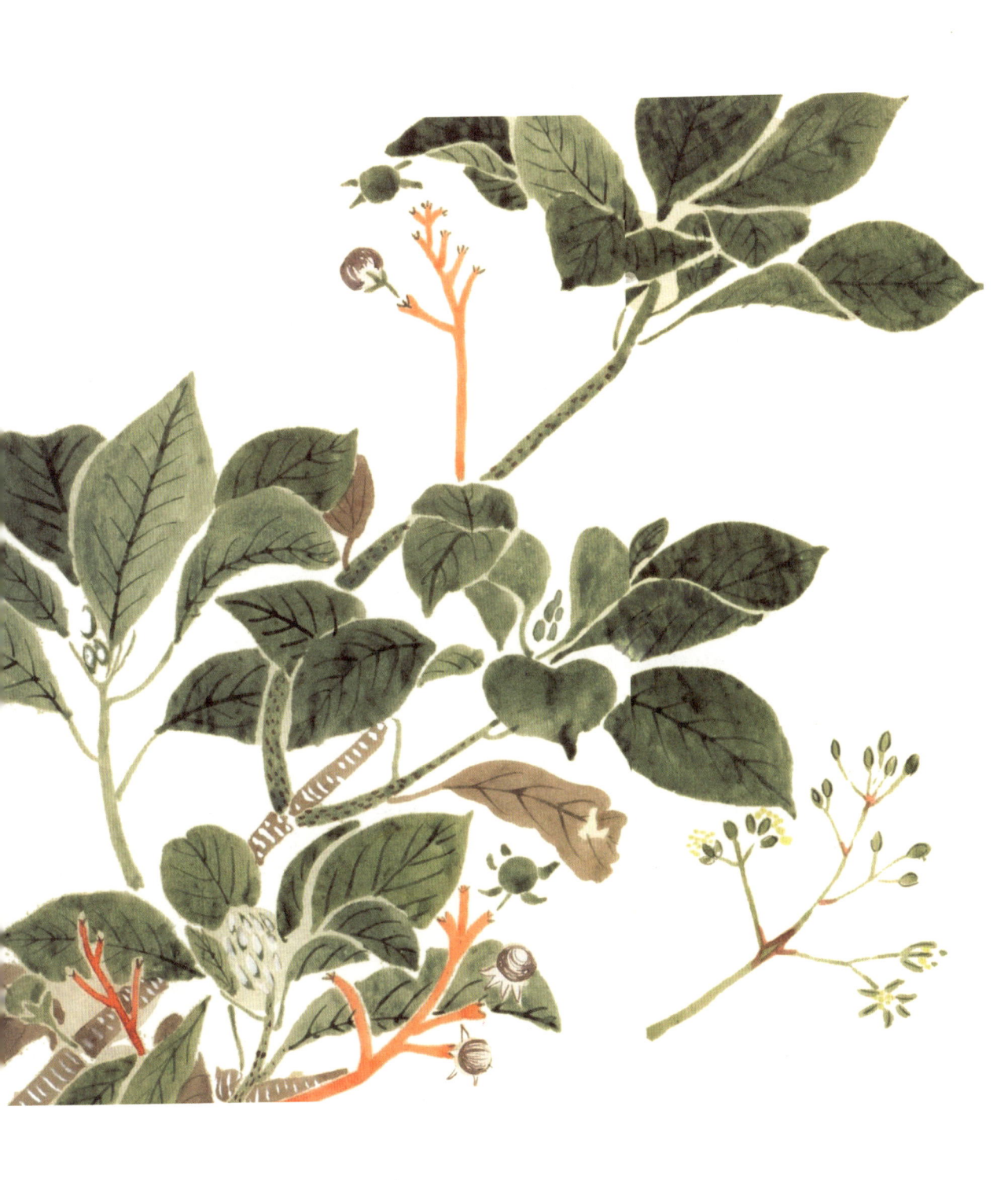

第三章　香木类：带有奇异香味的植物 | 073

樟

南方最常见的绿化树种

别名	香樟
分类	樟科，樟属
习性	喜光，耐寒性不强
功效	木材及根、枝叶可提取樟脑和樟油

很久以前，崇义县和平村有一对夫妻，丈夫叫作谢远，妻子叫作顾清。他们住着茅草房，以种地采药为生，虽然家境贫寒，但是两人相亲相爱，过得十分幸福。

一天傍晚，他们二人采药回家的时候，在家门口看到一对受伤的仙鹤正在挣扎。他们可怜仙鹤无人照顾，便把仙鹤抱回家，然后细心为它们疗伤。过了两天，仙鹤在他们的治疗下逐渐痊愈。

村里的人对他们说："仙鹤非常值钱，你们把它们卖了换钱，就能过上好日子啦！"

然而，谢远和顾清两人生性善良，不愿意用仙鹤来换荣华富贵，于是他们在门前把仙鹤放飞了。这对仙鹤飞到半空中，突然转过头来，一起向夫妇两人连叫三声，表示感谢。

又过了几天，谢远和顾清在放飞仙鹤的地方发现了两株香樟。当地的大夫告诉他们香樟可以入药，具

樟是樟科樟属的一种乔木，别名香樟。树叶呈卵状椭圆形，上面绿色或黄绿色，有光泽，下面黄绿色或淡绿色；春天开花，花绿白或带黄色；果实卵球形或近球形，成熟后为紫黑色。

樟喜光，喜温暖湿润气候，稍耐阴，耐水湿，对土壤的适应性比较强，适宜种植于具有一定湿度的土壤中，主要分布于我国南方和西南各省区。

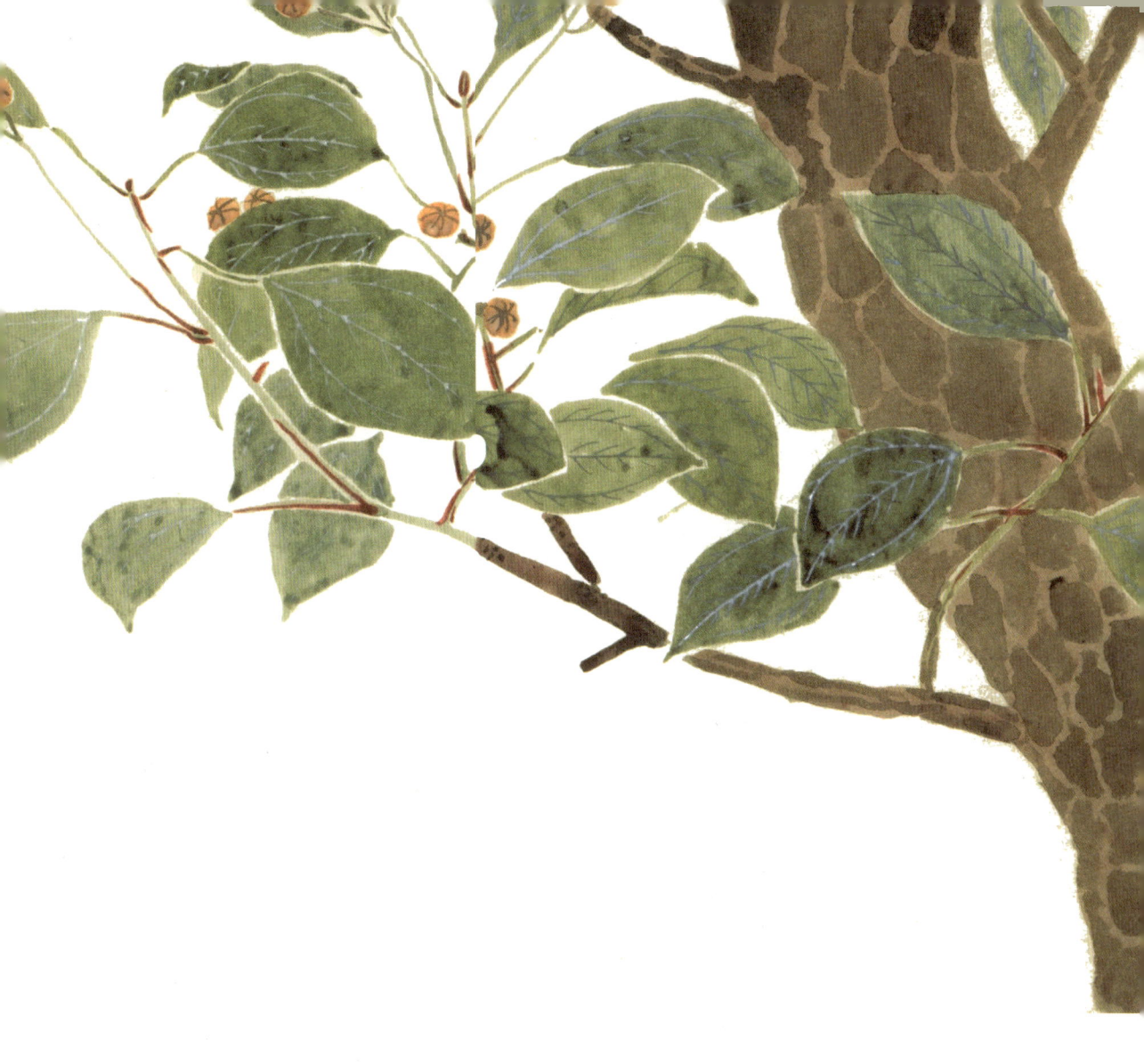

有很高的药用价值,他们可以用香樟换钱,并且香樟的寿命很长,他们完全可以依靠香樟生活。

后来,在香樟的庇护下,谢远和顾清的家境慢慢变好,村里的人都把这两棵香樟叫作"幸福树"。

乌药
种子磨粉能杀虫的植物

别名	香叶子、白叶子树
分类	樟科，山胡椒（jiāo）属
习性	喜亚热带气候，适应性强
功效	果实、根、叶均可提取芳香油

乌药根辛、温，无毒，可以理脾胃元气，治疗胸腹冷气。据说，古人将乌药入药还有这样一段传奇故事。

很久以前，一个眉清目秀的小伙子来到天台山上的国清寺。他一进门，便规规矩矩地给寺中的老和尚请安，并说自己住在山脚下的村庄里，因为大雨回不去，想在寺中避雨。

老和尚热情地将他请进屋中。进屋后，小伙子看到桌子上摆着一盘象棋，他目不转睛地看着象棋。老和尚见小伙子对象棋有很大的兴趣，便邀请小伙子下棋。小伙子坐下来，与老和尚下棋，两人棋艺相当，难分胜负。

正下得起劲的时候，小伙子站了起来，说要回家。老和尚劝小伙子留宿在寺中，但是小伙子却坚持回家。

从那以后，小伙子每天晚上都会来寺中和老和尚下棋，但每每到深夜，小伙子都会坚持回家。老和尚

乌药是樟科山胡椒属的一种常绿小乔木，别名香叶子、白叶子树。树根纺锤状或结节状膨胀；树皮灰褐色；树叶互生，上面绿色，下面苍白色；花序腋生，呈伞形，花单性，为黄色或黄绿色，花期在3—4月；果实卵圆形或近球形，果期为10—11月。

乌药常生长于海拔200～1000米的向阳坡地、山谷或疏林灌丛中，主要分布于我国浙江、江西、福建、安徽、湖南、广东、广西、台湾等省区。

不解，问其缘由。

小伙子见老和尚好奇，便把老和尚引到一个仙人洞。他告诉老和尚："我本是千年的乌药仙子，一直住在仙人洞中。现在与您结缘，愿将这些乌药种子赠予您。乌药能理脾胃元气，是一味好药。您用乌药的根部泡茶，定能让您健康长寿。"

第二天，老和尚吩咐两个徒弟把种子种下。乌药长成后，老和尚按照仙子所说的食用方法服用乌药，几个月后，他的身体果然越来越硬朗。于是，老和尚又把种子分给附近的村民，此后天台山种植了很多乌药。后来，老和尚活到了150岁，天台山的乌药从此闻名天下。

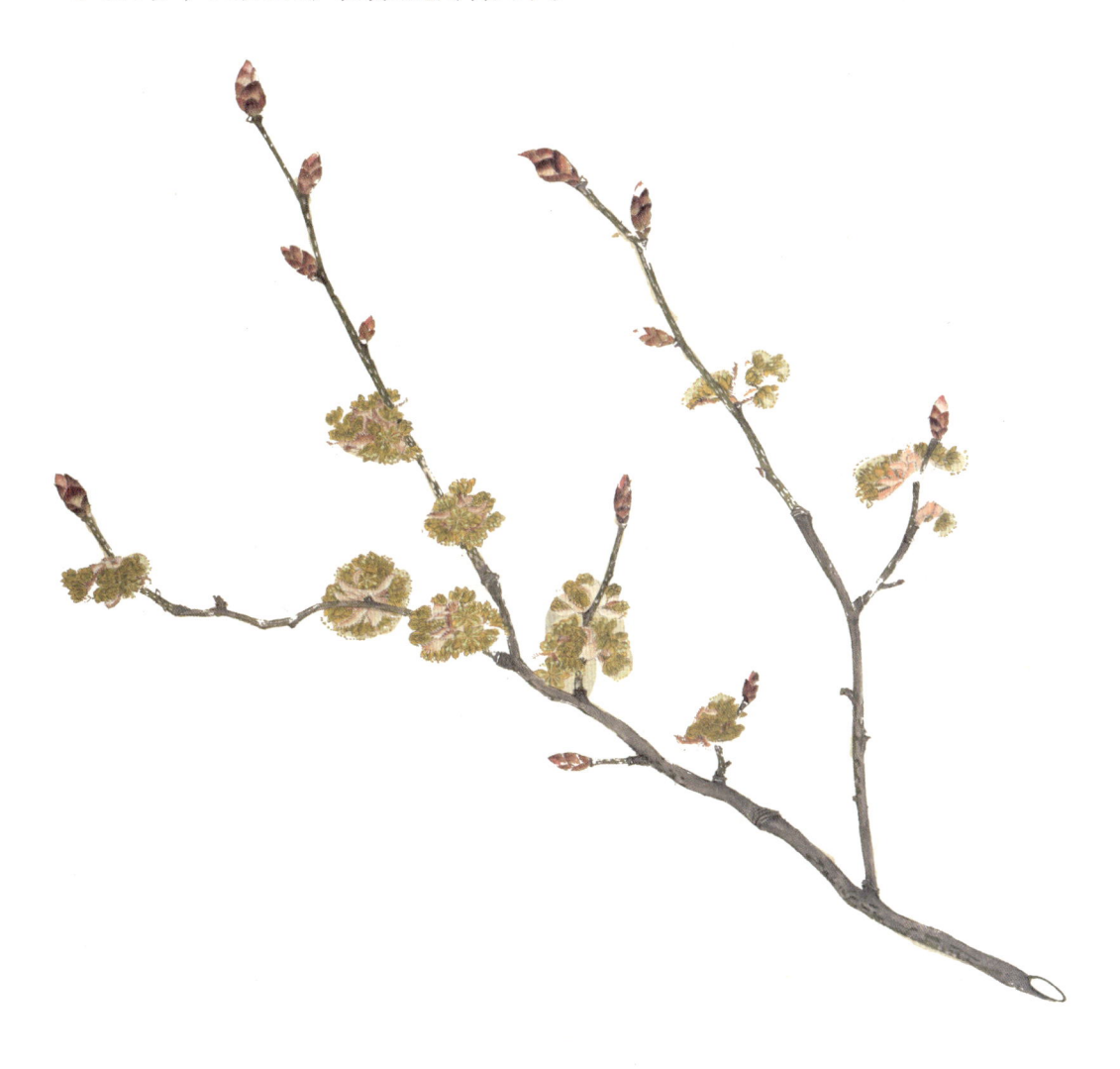

枫香树
绿化荒山的重要树木

别名	路路通
分类	蕈（xǔn）树科，枫香树属
习性	喜光，喜温暖湿润气候
功效	树脂（zhī）入药，解毒止痛

相传，枫香树为远古时期黄帝的兵器所化。在某一次战争后，黄帝回到自己的部落中，他的兵器遗落在大荒之中，化成了一片枫香树林。

后来，人们发现这些枫香树皮中含有很多树脂，这些树脂可以活血通络、止痛，治疗风湿痹痛、跌打损伤，于是，人们便把枫香树的树脂当成药材。每到7月或8月，人们就割裂枫香树的树干，让枫香脂流出，然后在10月到次年4月采收枫香脂，阴干，把它们制成药物。

枫香树是蕈树科枫香树属的一种乔木，别名路路通。树皮灰褐色，树枝干后呈灰色，被柔毛，芽体卵形。树叶阔卵形，上面绿色，干后呈灰绿色，边缘有锯齿。雄性短穗状花序，雌性头状花序。果实呈圆球形，种子呈褐色，呈多角形或有窄翅。

枫香树多生于平地、村落附近及低山的次生林。性喜光，喜温暖湿润气候。幼树稍耐阴，耐瘠薄干旱土壤，不耐水涝，适宜种植于湿润肥沃、土层深厚的红黄土壤中。它属于深根性树木，主根粗长，抗风能力和萌生能力比较强。

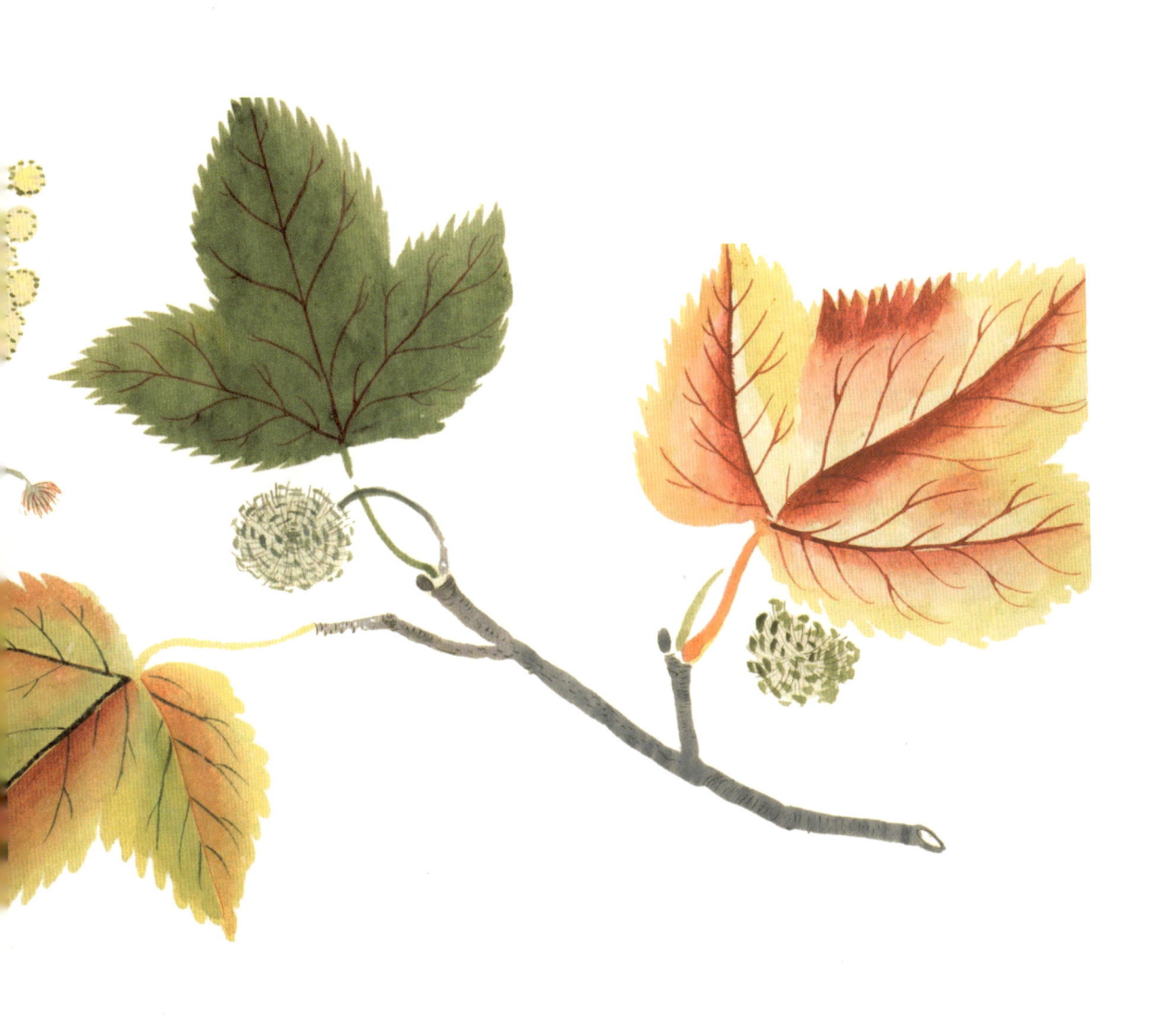

第三章 香木类：带有奇异香味的植物

乳香树
树脂有异香的植物

别名	齿叶乳香
分类	橄（gǎn）榄（lǎn）科、乳香树属
习性	喜光照
功效	树脂入药，可活血行气、止痛

相传，明末清初，宁波有个少年名叫鲍逢昌。其父鲍思淮因战乱离家，多年音信全无。十几岁的鲍逢昌辞别病弱的母亲，踏上寻父之路。他沿途乞讨打听，历经三年风霜，终于在甘肃雁门古寺找到了病重的父亲。鲍逢昌昼夜侍奉，煎汤熬药，甚至用嘴为父亲吸脓疗伤，终将父亲从死神手中夺回。父子俩相依相伴，历经千辛万苦回到家乡。

然而，鲍逢昌刚跨进家门，就见母亲卧病在床，腹内结块坚硬如石，已奄奄一息。他连忙请来郎中，可郎中诊脉后摇头道："此病需浙江富春山的乳香入药，方能化解瘀结。"鲍逢昌来不及休整，连夜收拾行装，踏上寻药之途。

富春山地处钱塘江畔，峰峦叠嶂，人迹罕至。鲍逢昌一路跋涉，干粮吃完了就采野果充饥，鞋子磨破了就赤足前行。某日，他在云雾缭绕的深谷中发现了几株奇异的树，它们树干粗大，树皮斑驳，树干的伤口处还渗出半透明的树脂，在阳光下泛着琥珀色的光

乳香树是橄榄科乳香树属的一种乔木，别名齿叶乳香。羽状复叶，小叶15~21枚，有圆齿；花小，白色至淡红色。

乳香树茎皮渗出的树脂，凝固后称为"乳香"。乳香具有橘子的芳香，能够使人放松，提神醒脑，抗痉（jìng）挛性和亲肤性比较高。

泽。鲍逢昌仔细辨认，确定此树正是自己苦苦寻觅的乳香树，那树脂便是珍贵的乳香，于是他小心翼翼地将乳香采集下来。

回到家中，鲍逢昌将乳香研磨成粉，配上其他药材熬成汤剂，侍奉母亲服下。就这样一连喝了几天，母亲腹中硬块竟渐渐软化，气色日益好转。数月后，母亲竟能下床行走了。

鲍逢昌"千里寻父""采药救母"的孝行自此传遍乡里，连乾隆皇帝都为之动容，下旨为他立坊旌表。如今，棠樾牌坊群中的"鲍逢昌孝子坊"依然矗立，向后人诉说着这位少年的孝心。

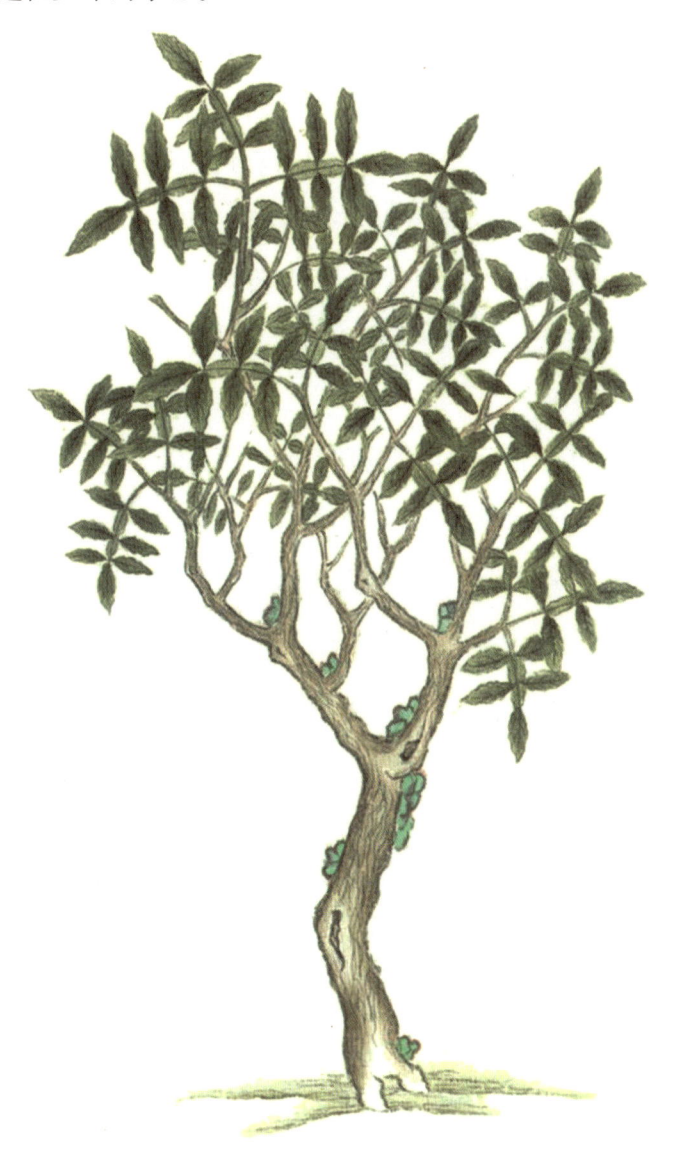

苏合香

能制药酒的植物

别名 苏合油、流动苏合香
分类 蕈树科，枫香树属
习性 喜湿润肥沃土壤
功效 芳香开窍，辟秽，祛痰

北宋年间，一位叫王文正的太尉体弱多病，虽然每日汤药不断，但体质一直没有好转。皇帝看到王文正虚弱的样子，十分同情。后来，皇帝得到一瓶药酒，并听说这瓶药酒可以强身健体，便把药酒赏赐给了王文正。皇帝叮嘱王文正空腹饮用药酒，以和气血、辟外邪。

王文正按照皇帝的指示服用了这瓶药酒，第二天便精神好转。文武百官见到王文正英姿飒（sà）爽的样子，都好奇皇帝赏赐的药酒到底是什么。上朝之后，百官纷纷询问皇帝。

宋真宗告诉文武百官，这种药酒名为苏合香酒。制作这种酒时，需要取一斗酒，再加一两苏合香，然后用文火熬煮。煮出来的酒可以调和五脏，除去腹中多种疾病，如果感染风寒，喝一杯便可以痊愈。

大臣们听了，将苏合香称为奇药，并纷纷制作苏合香酒。

苏合香是蕈树科枫香树属的一种乔木，别名苏合油、流动苏合香。树叶掌状，裂片呈卵形或长方卵形；花小，黄绿色，单性，雌雄同株；果序圆球状，聚生多数蒴果，蒴果成熟时顶端开裂；种子狭长圆形，扁平，顶端有翅。

苏合香适宜种植于肥沃湿润的土壤中，原产于小亚细亚南部，在我国广西有种植。

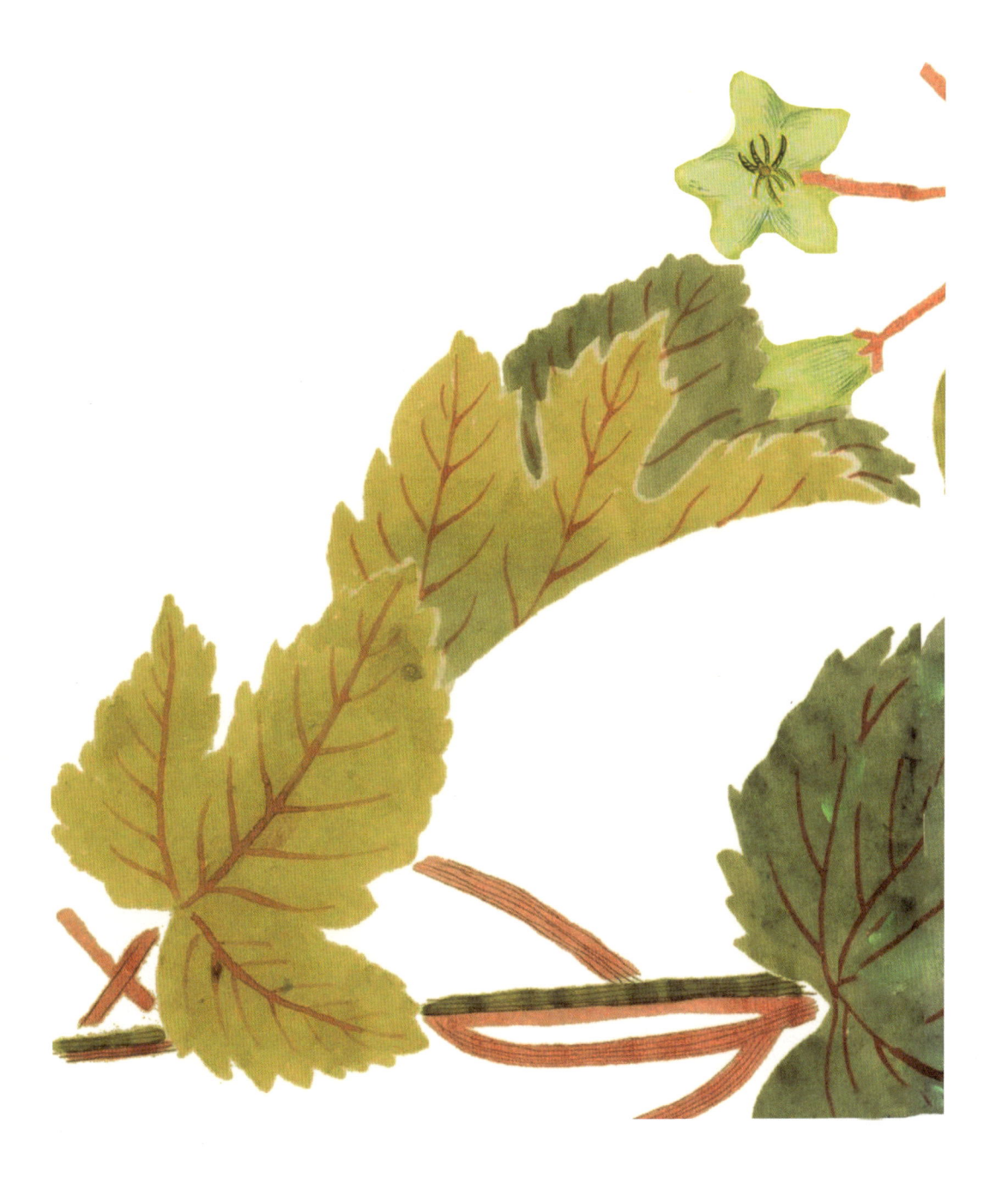

第三章 香木类：带有奇异香味的植物 | 083

芦荟

有保健作用的"神奇植物"

别名 白夜城、中华芦荟
分类 阿福花科，芦荟属
习性 喜光，耐半阴，忌阳光直射
功效 抗衰老，促进愈合，强心活血

芦荟药用价值极高，具有泻火、解毒、化瘀、杀虫等多种功效，可以治疗目赤、皮癣（xuǎn）、痔（zhì）疮、疥疮等多种病症。

古时候，有一个叫作王岩的少年，他从小就患有癣疾，每年都会复发，严重的时候由颈项到背部都会出现癣，奇痒难忍。他的父母带他看过很多大夫，吃了很多种药，一直没有效果，甚至比原来更加严重。

有一年，他的父亲去楚州办事，中途遇到一个卖药的人，向卖药的人描述病情，卖药的人便告诉他父亲一种偏方：用芦荟一两、甘草末半两研磨成末，然后用温水清洗患处，擦干后敷上这种药，不久便可痊愈。

王岩的父亲回家后，按照卖药人的说法，用芦荟和甘草制成药膏，然后敷在王岩身上。敷了两天，王岩的癣疾就好了。后来，他们把芦荟这种草药介绍给周围的人，芦荟渐渐成为一种药材。

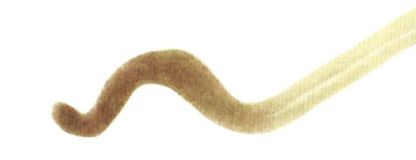

芦荟是阿福花科芦荟属的一种植物，别名白夜城、中华芦荟。茎较短，叶近似簇生或稍二裂，粉绿色，肥厚多汁；花葶高60～90厘米，苞片近披针形，花柱明显伸出花被外。

芦荟喜光，耐半阴，忌过度荫蔽和阳光直射，耐旱能力比较强，离土芦荟干放数月不死，透水和透气性比较好，主要分布于我国福建、台湾、广东、广西、四川、云南等地。

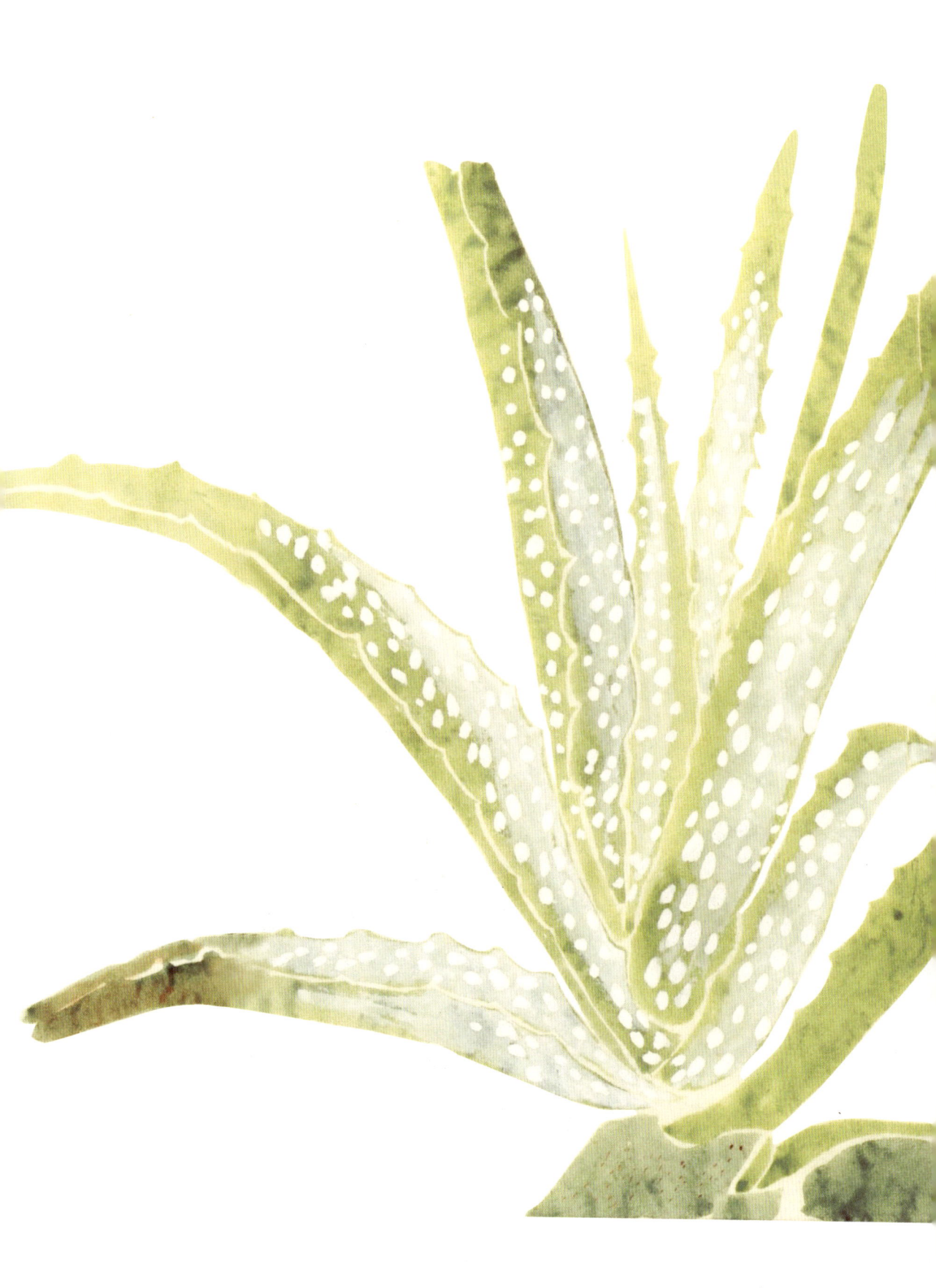

第三章 香木类：带有奇异香味的植物

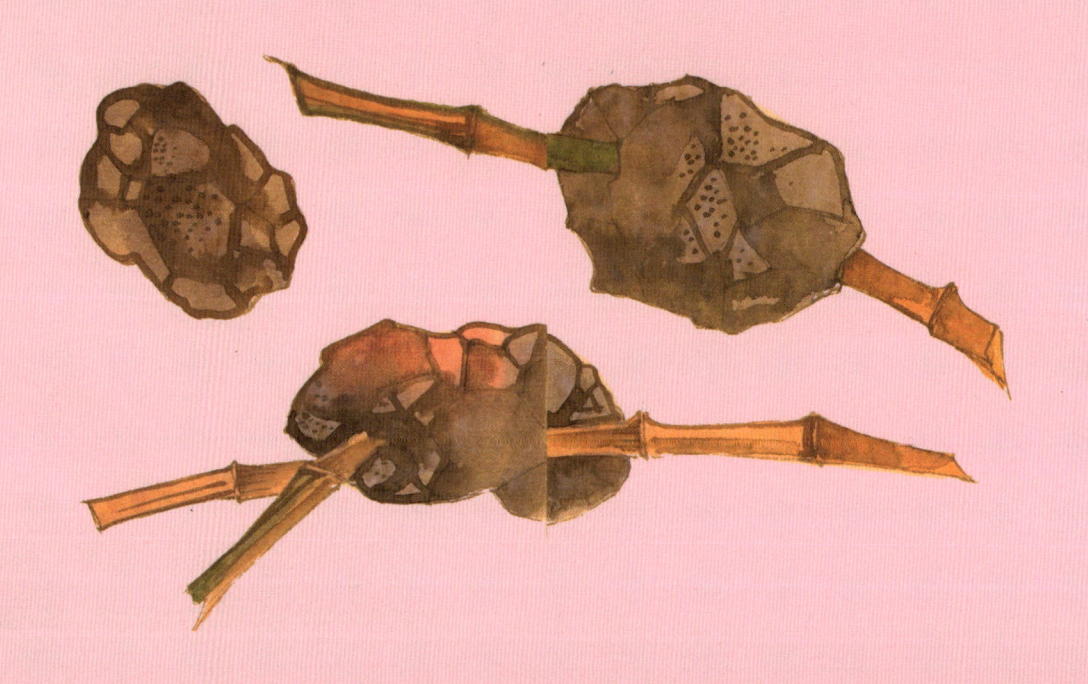

第四章

寓木类：生长在树上的神奇物种

茯（fú）苓（líng）

长着白色茸毛的真菌

别名	茯灵
分类	多孔菌科，茯苓属
习性	耐高温，耐严寒
功效	入药可安神生津，益脾胃，保肾

中医认为茯苓味甘、淡，性平，利湿而不伤正气，可以宁心安神，增强免疫力，治疗小便不利、惊悸、健忘、水肿胀满、痰饮咳逆等病症。

传说在古时候，有一个姓蒋的员外，他只有一个女儿，名为蒋苓。员外家有一个仆人叫作辛茯，辛茯长得很壮实，还特别勤快。

蒋苓与辛茯在相处中日久生情。员外知道后，不想让自己的女儿嫁给一个穷小子，便准备把辛茯赶出去，然后将蒋苓许配给一个富家子弟。蒋苓和辛茯知道这件事情后，便一起逃出了员外家，住进一个小村庄。

后来，蒋苓得了风湿病，常常卧床不起。辛茯心中着急，每天进山给蒋苓采药。一天，他进山采药，忽见一只野兔，辛茯紧追不舍，追到一片松树林，发现兔子不见了。

辛茯四处寻找，发现在一棵松树旁一个球形的东西上面插着他的箭。辛茯拔出箭，看到这个东西里面

茯苓是多孔菌科茯苓属的一种真菌，别名茯苓。茯苓常常寄生于松科植物赤松或者马尾松的树根上，在砂质土壤中能够良好生长，主要分布于我国安徽、云南、湖北等地。

是白色的。他把这种东西挖回家，煮熟了给蒋苓吃。第二天，蒋苓的精神好了很多，辛茯很高兴，又挖了很多这种东西给蒋苓吃。

十几天之后，蒋苓的风湿病竟然痊愈了。人们知道后，都采这种植物当作药物服用。因为这种药是蒋苓和辛茯发现的，所以人们把它称为"茯苓"。

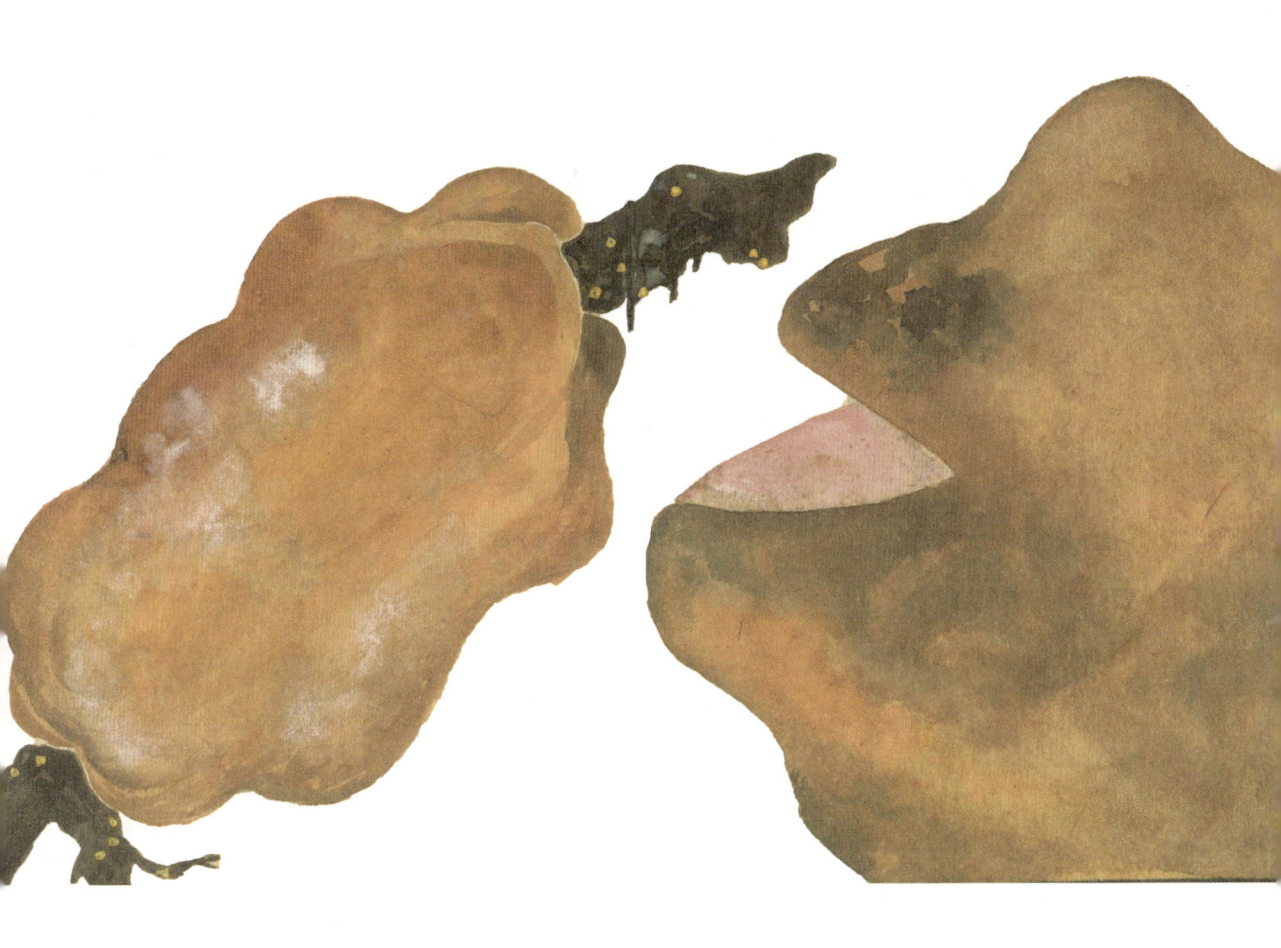

琥（hǔ）珀（pò）
珍贵的树脂化石

别名 虎魄、育沛

分类 松柏科植物树脂形成的化石

分布 分布于白垩（è）纪和第三纪的砂砾岩沉积物中

功效 十分珍贵，收藏价值较高

《本草纲目》载，琥珀甘、平、无毒，可以安五脏、安心神、明目，能治疗产后血晕、小便淋漓（lì）、坠跌瘀血等病症。

很久以前，在一个小村庄里面有一个产妇，她难产而死，她的家人悲痛不已，将其殓于棺材之中，准备安葬。

在出殡（bìn）途中，众人放声大哭。这时，一位神医外出行医，遇到出殡队伍。神医看到棺材缝里渗出几滴鲜血，便向产妇的家人大喊："快点放下棺材，产妇还没有死。"

出殡的人以为他疯了，都不理会他，继续前行。神医上前拦住出殡的队伍，对他们说："如果人死了，他的血肯定会凝固。但是你们看，棺材下面正在滴血，你们怎么能说人已经死了呢。"

众人一看，棺材下面果然有新鲜的血迹。产妇的丈夫赶紧让抬棺材的人把棺材放下，然后立刻派人打开棺材。神医先以红花熏产妇的鼻孔，然后给产妇灌

琥珀，别名虎魄、育沛。松柏科、云实科、南洋杉科等植物的树脂滴落后，被尘土掩埋在地下千万年，经过压力和热力的作用，这些树脂逐渐石化，变成琥珀。

常见的琥珀种类有金珀、血珀、花珀、棕红珀、蓝珀、虫珀、蜜蜡等。这些琥珀多呈不规则形状，颜色多为黄色、棕黄色、红黄色、淡黄色。表面具有松脂光泽，透明至不透明。断口贝壳状极为显著，性极脆。

服琥珀粉，没多久，产妇就醒了。

丈夫狂喜，立刻将妻子带回家，然后每天让妻子服用神医开的药。三天后，孕妇痊愈，并顺利生下孩子。众人十分惊讶，琥珀从此便成了人们口中的"神药"。

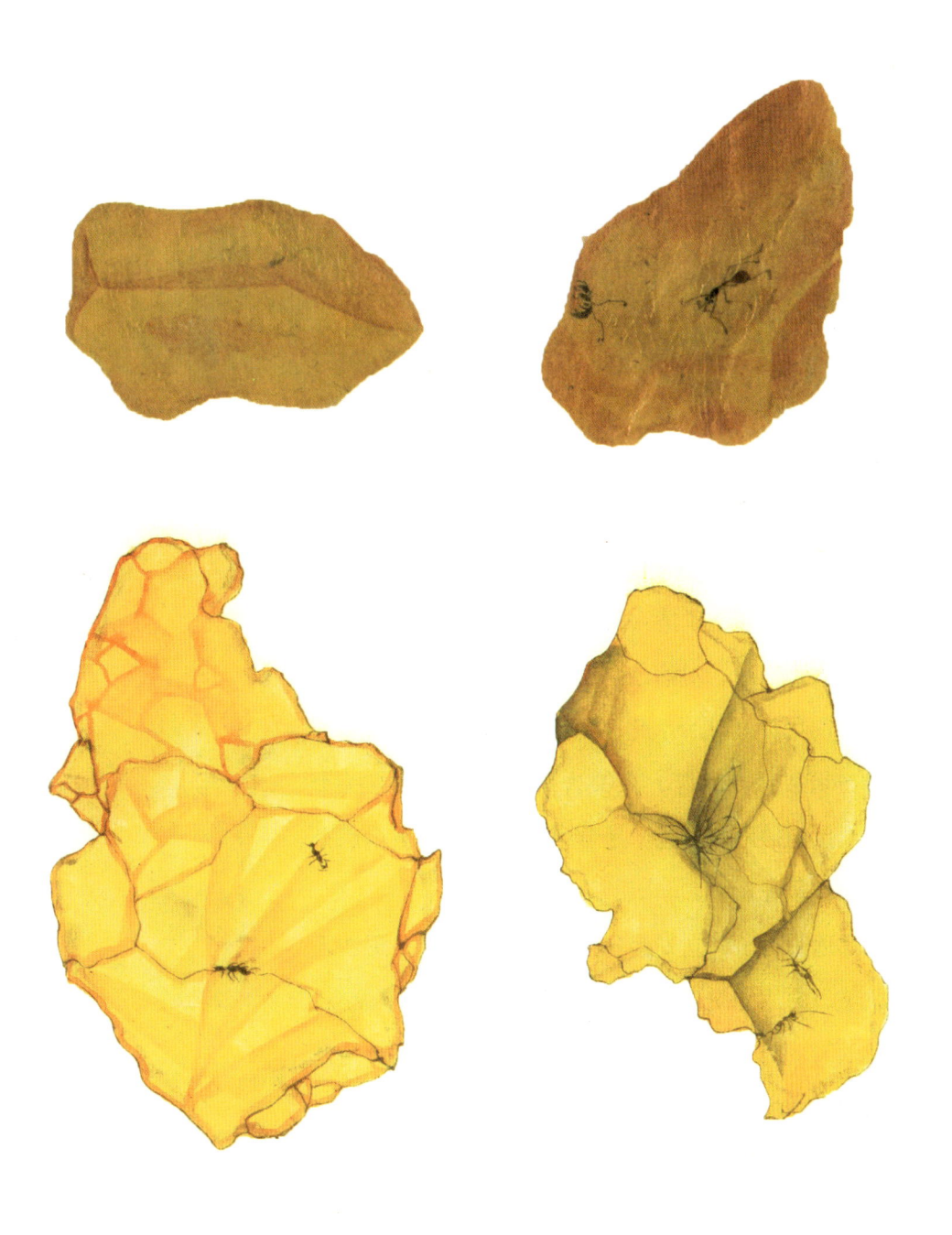

猪苓

黑色的不规则块状真菌

别名 豕（shǐ）苓、粉猪苓

分类 多孔菌科，多孔菌属

习性 喜冷凉，怕干旱

功效 利水渗湿，治小便不利

　　从前，有个小村庄里住着一对夫妻，丈夫叫作韩远明，妻子叫作梁吉柔。梁吉柔生性善良，但是脾气比较急。

　　有一次，梁吉柔与丈夫商谈事情时，与丈夫吵了起来。不料，梁吉柔火气太大，昏了过去。韩远明立刻掐妻子的人中，片刻后妻子清醒，但开始呕吐不止，韩远明只好赶紧请大夫诊治。

　　大夫诊治后，对韩远明说他妻子的病症是心烦所致，服用猪苓可以治疗此种病症。韩远明问大夫在什么地方可以找到猪苓，大夫告诉他山谷深处有一个叫作大黑沟的地方，这个地方生长的野生猪苓饱满个大，品质很好。

　　韩远明听了，立刻起身前往大黑沟。这条深沟入口狭窄，林木十分茂密，并且遍地溪流，很难前行。韩远明穿过暗黑的密林之后，眼前豁然开朗，一处桃源般的坪坝出现在眼前。韩远明在此发现了很多猪苓，他采摘后高兴地返回家中。

　　猪苓是多孔菌科多孔菌属的一种真菌，别名豕苓、粉猪苓。菌核体棕黑色至灰黑色，呈块状或不规则形状；内面近白色或淡黄色，干燥后变硬；子实体中部脐状，有淡黄色的鳞片状纤维层，呈放射状。

　　猪苓喜冷凉湿润气候，不耐干旱，在我国分布较广，在北京、河北、四川等地均能生长，主产于河北平山、涞源、文水等地。

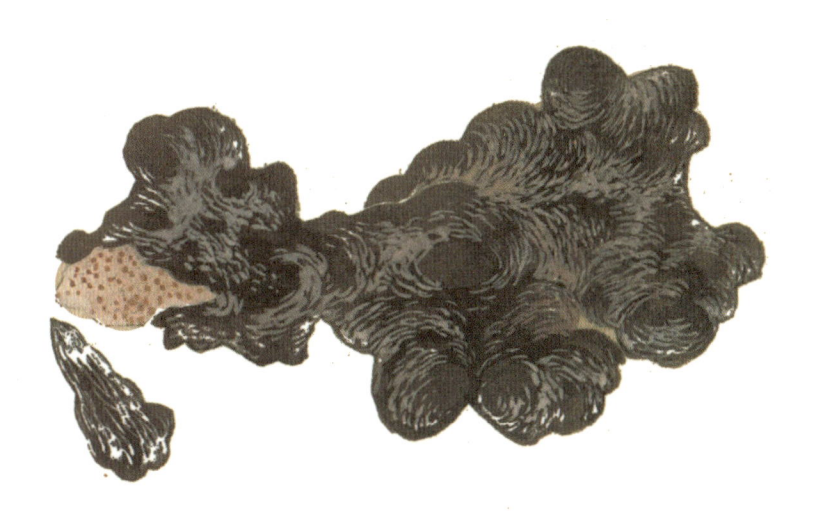

到了家中，韩远明将猪苓熬成药给妻子服用，妻子服用后，呕吐的症状渐渐缓解。一天后，妻子便可以稍稍进食，坚持服用三天，妻子的病便痊愈了。当地的人知道后，将猪苓当作一种神药，纷纷前往大黑沟采挖猪苓。从此以后，猪苓这种药材慢慢被天下人所知。

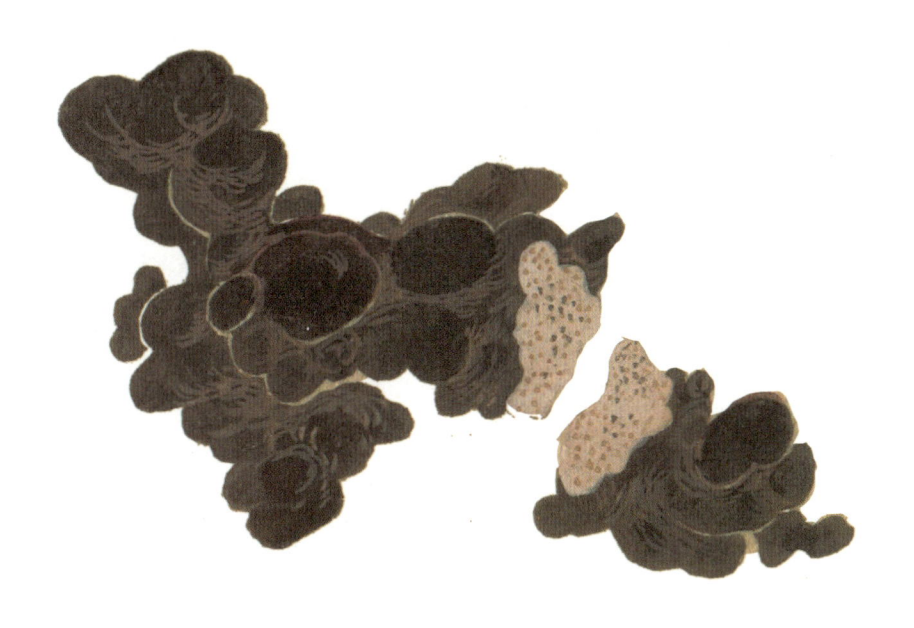

雷丸

灰黑色类球形真菌

别名	竹苓、雷实
分类	白蘑科，脐蘑属
习性	喜冷凉，不耐高温
功效	入药可杀虫消积，消肿瘤

雷丸性寒，味微苦。中医认为雷丸具有逐风清热、消积的功效，还可以驱除绦（tāo）虫和蛔虫。关于雷丸驱虫，民间流传着一个充满神奇色彩的传说。

相传，古代洛州有一个叫作杨子异的人，他患了一种很奇怪的病，只要他一说话，腹内就有回音。

一天，杨子异外出时，遇到一个叫作陈道子的道士。他们说话的时候，杨子异腹内不断发出声音，陈道子听后感到奇怪，便问他患这种病多长时间了。杨子异回答已经有数年之久。

陈道子告诉杨子异，这种病叫作应声虫病，它是肠内寄生虫所聚之病，如果一直不治疗还会传染给身边的人。这种病最好的治疗方法是捧读《神农本草经》，读一声应声虫便会回应，读到应声虫不应之时，就去买这处所写的这种药服下，几日后病就会痊愈。

杨子异听了之后，虽然半信半疑，但是回家后还

> 雷丸是白蘑科脐蘑属的一种真菌，别名竹苓、雷实。雷丸呈不规则的团块状，表面为红棕色或灰黑色，具有稍隆起的网状皱纹。质坚实而重，不易破裂，击开后断面不平坦，粉白色或淡黄色。
>
> 通常个头饱满、质坚实、表面红棕色、内面白色、没有泥沙的雷丸品种比较好，主要分布于我国甘肃、四川、云南、贵州等地。

是开始读《神农本草经》。当读到"雷丸,味苦寒,生川谷。杀三虫,逐毒气,胃中热。利丈夫不利女子,作膏摩小儿百病"时,腹中的应声虫顿时失声。

杨子异立刻从药铺买了一些雷丸,然后早晚服用,三天后便排出很多绦虫和蛔虫。自此,杨子异说话时腹中再也没有声响了。

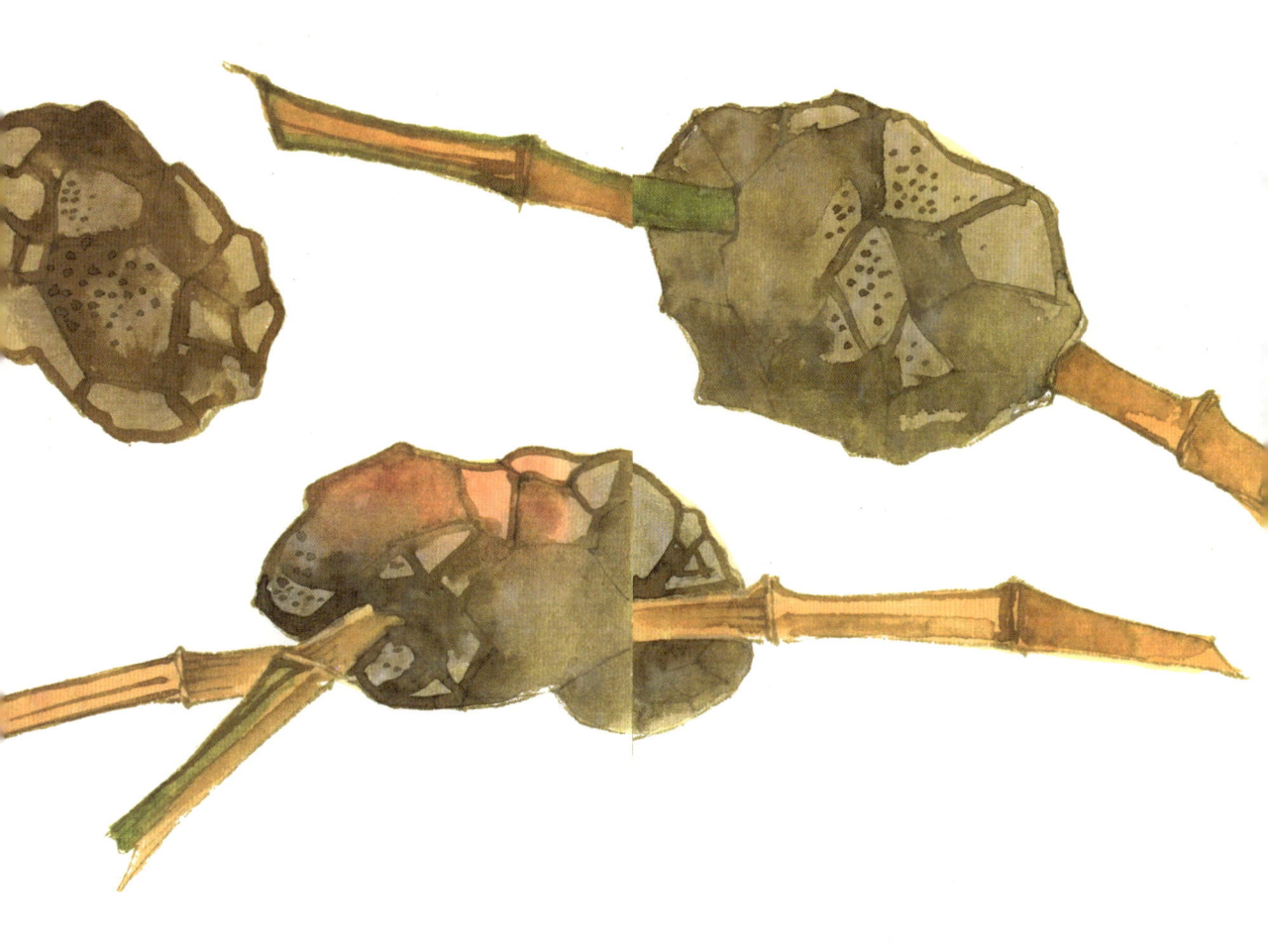

图书在版编目（CIP）数据

《本草纲目》里的博物学. 乔木与灌木 / 余军编著. -- 贵阳 : 贵州科技出版社 , 2025.3. -- ISBN 978-7-5532-1240-1

Ⅰ . R281.3-49

中国国家版本馆 CIP 数据核字第 2025P4R243 号

《本草纲目》里的博物学：乔木与灌木
《BENCAOGANGMU》LI DE BOWUXUE : QIAOMU YU GUANMU

出版发行		贵州科技出版社
地 址		贵阳市观山湖区会展东路 SOHO 区 A 座（邮政编码：550081）
网 址		https://www.gzstph.com
出 版 人		王立红
责任编辑		陈 晏
封面设计		仙 境
经 销		全国各地新华书店
印 刷		河北鑫玉鸿程印刷有限公司
版 次		2025 年 3 月第 1 版
印 次		2025 年 3 月第 1 次
字 数		691 千字（全 6 册）93 千字（本册）
印 张		48.5（全 6 册）
开 本		787 mm × 1092 mm 1/16
书 号		ISBN 978-7-5532-1240-1
定 价		198.00 元（全 6 册）